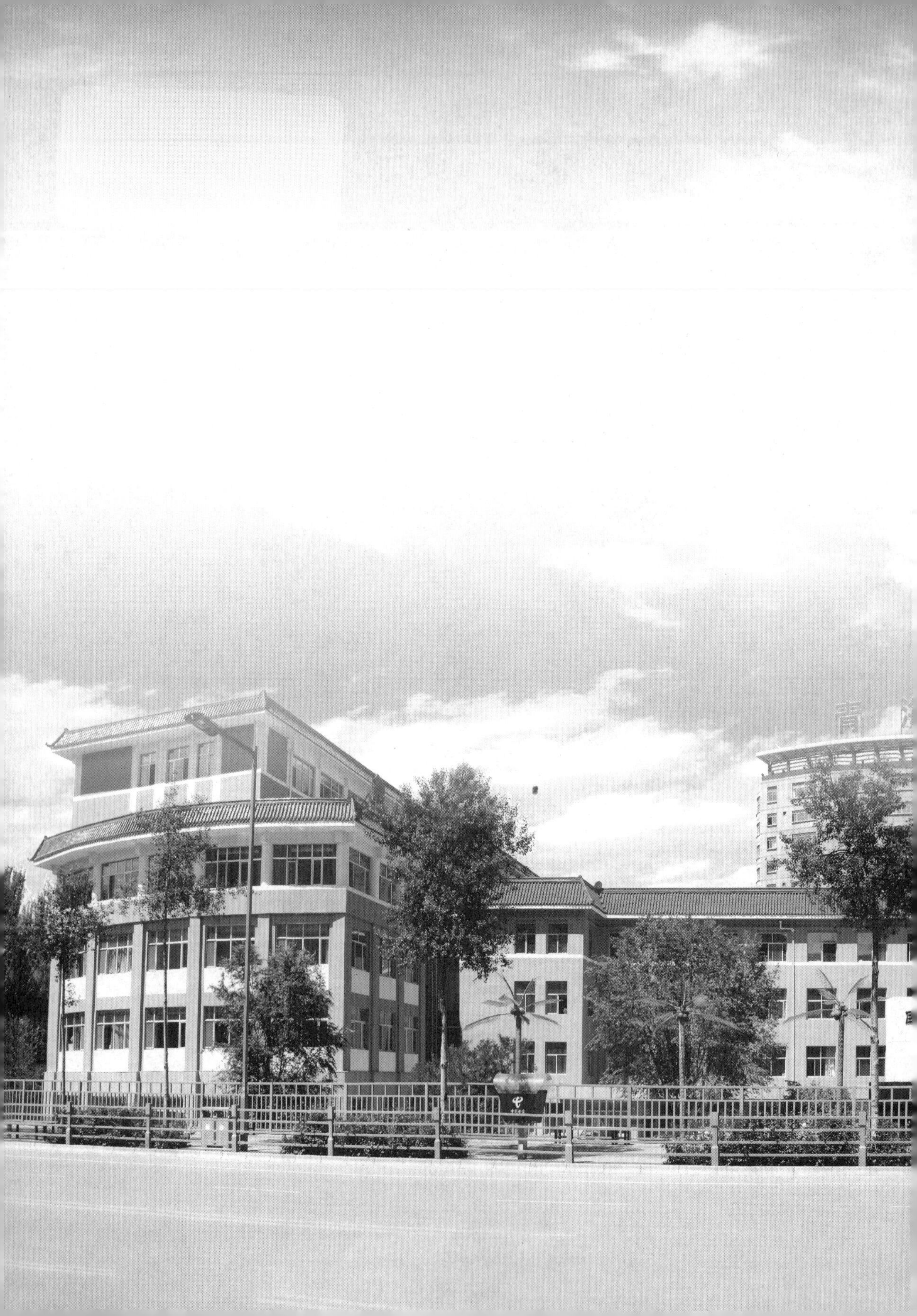

杏林春暖绽河湟

——青海省中医院中医药文化写实

主　编　李军茹　朱　亮

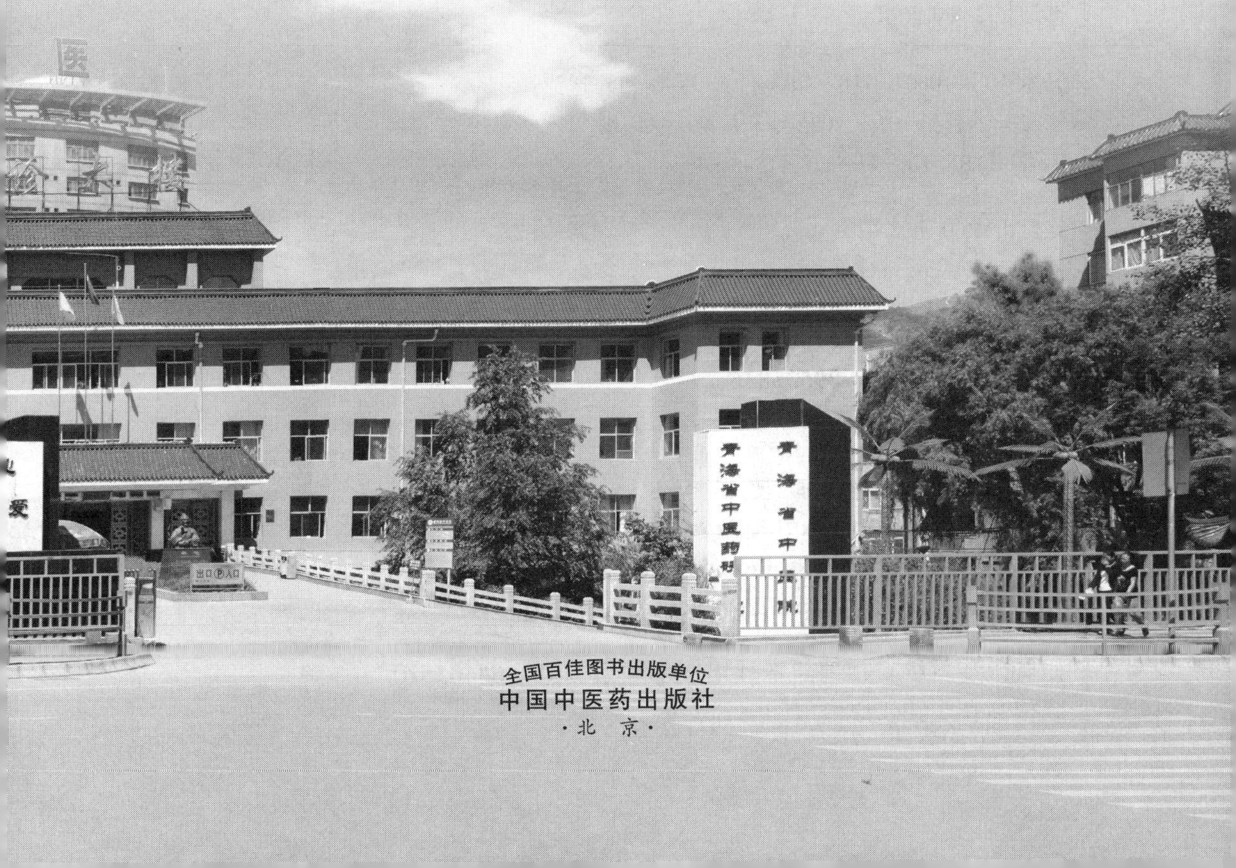

全国百佳图书出版单位
中国中医药出版社
·北　京·

图书在版编目（CIP）数据

杏林春暖绽河湟：青海省中医院中医药文化写实 / 李军茹，朱亮主编 . — 北京：中国中医药出版社，2022.6

ISBN 978-7-5132-7548-4

Ⅰ . ①杏…　Ⅱ . ①李…　②朱…　Ⅲ . ①中国医药学—文化—青海　Ⅳ . ① R2-05

中国版本图书馆 CIP 数据核字（2022）第 061385 号

中国中医药出版社出版

北京经济技术开发区科创十三街 31 号院二区 8 号楼

邮政编码　100176

传真　010-64405721

河北新华第二印刷有限责任公司印刷

各地新华书店经销

开本 710×1000　1/16　印张 11.5　字数 315 千字

2022 年 6 月第 1 版　2022 年 6 月第 1 次印刷

书号　ISBN 978-7-5132-7548-4

定价　98.00 元

网址　www.cptcm.com

服务热线　010-64405510

购书热线　010-89535836

维权打假　010-64405753

微信服务号　zgzyycbs

微商城网址　https://kdt.im/LIdUGr

官方微博　http://e.weibo.com/cptcm

天猫旗舰店网址　https://zgzyycbs.tmall.com

如有印装质量问题请与本社出版部联系（010-64405510）

《杏林春暖绽河湟》
编 委 会

编写说明

为了贯彻落实国家中医药管理局、中央宣传部、教育部、国家卫生健康委、国家广电总局关于中医药文化传播行动实施方案（2021—2025年）的相关要求，为更好地发扬和传播中医药文化，青海省中医院党委结合青海省中医药事业发展状况，充分挖掘中医药文化精华精髓，组织撰写了《杏林春暖绽河湟》一书。

本书以习近平新时代中国特色社会主义思想为指导，全面贯彻党的十九大和十九届二中、三中、四中、五中、六中全会精神，深化落实《中共中央国务院关于促进中医药传承创新发展的意见》和全国中医药大会精神，深入挖掘中医药文化内涵和时代价值，充分发挥其作为中华文明宝库“钥匙”的传导功能，将青海省中医药特色和浓厚底蕴的重点科室专业、中医药名家、中医护理技术及第四次全国中药资源普查（青海篇）历程和成果表达出来，使人们更好地了解青海中医药事业发展现状，了解青海省中医院中医药特色、重点科室和中医药名家，了解独具特色的中医护理技术，了解青海富蕴的中药资源。

在编写过程中各科室、专家及撰稿人积极配合，表现出极大地工作热情，在此深表谢忱。由于时间仓促，本书在编写过程中难免有不足之处，恳请读者批评指正。

《杏林春暖绽河湟》编委会

2022年4月

目 录

春生篇 学科建设

夏长篇　高原名医

秋收篇　高原中医护理

冬藏篇　中药资源普查青海成果

春生篇　学科建设

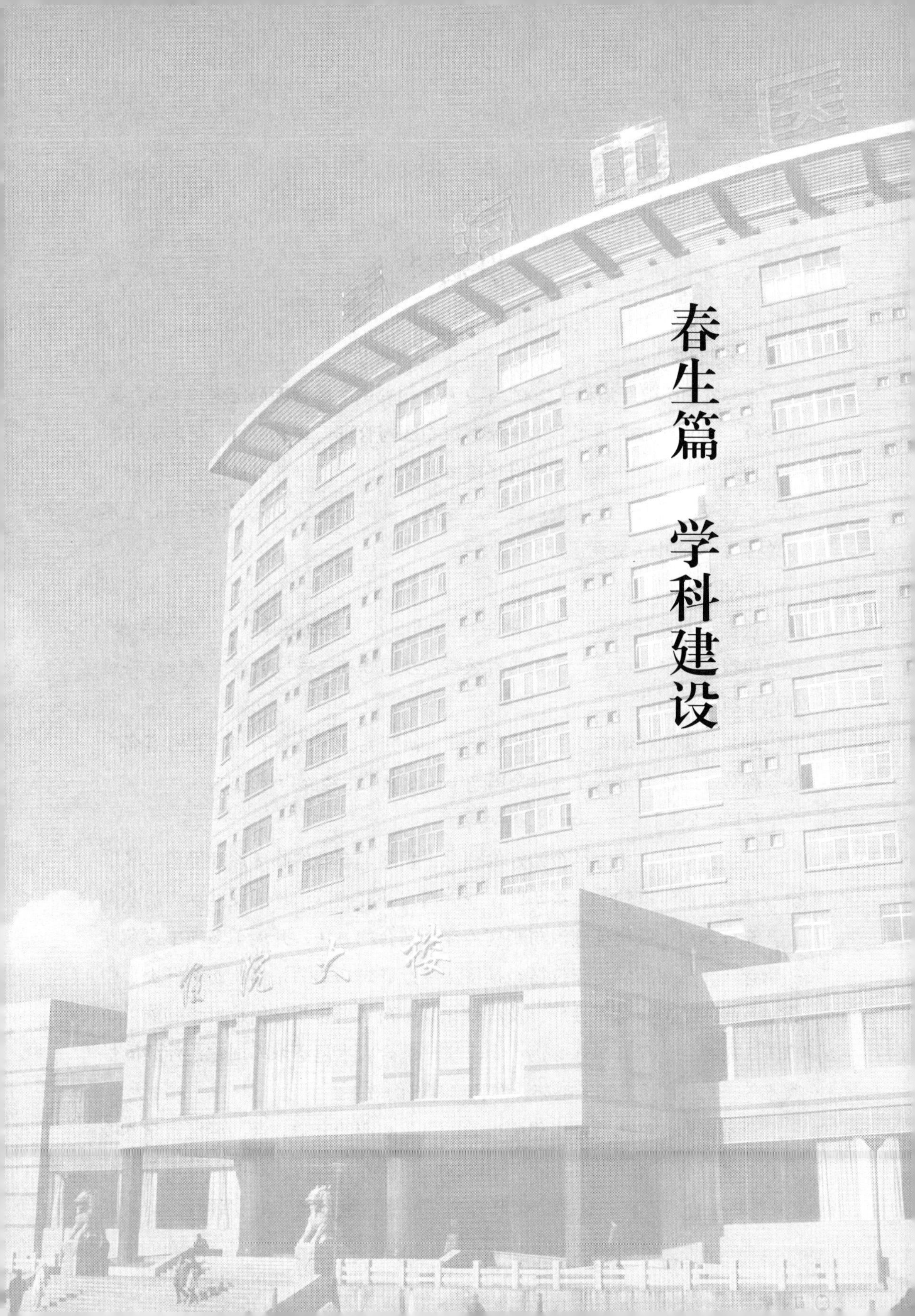

肝病科

【历史沿革】

青海省中医院肝病科于2002年9月被国家中医药管理局定为“十五”重点专科，2006年成为青海省第一家国家中医药管理局重点专科，是国家中医药管理局“十一五”重点专科项目建设强化单位。目前是国家中医药管理局重点专科及国家卫生健康委员会重点专科，全国中医肝病区域诊疗中心（建设单位），全省中医肝病诊疗基地。

【人才团队】

科室现有主任医师2名，副主任医师5名，主治医师2名。近2年来，积极申报各类科研项目，已完成省级科研项目3项，完成青海省科技厅科研项目1项。

学科带头人祁培宏，主任医师，硕士研究生，2016年获得“青海省名中医”称号。2017年成为第六批全国老中医专家学术经验指导老师。

【主要工作】

肝病科坚持中西医结合治疗的理念，积累了丰富的临床诊疗经验，吸取全国著名肝病专家的学术精华，在掌握国内外肝病诊治最新发展动态的基础上，充分运用中医辨证施治与辨病治疗相结合的方法，开展了多项中医药非药物疗法，如用肝病治疗仪循经推按法治疗肝癖即非酒精性脂肪性肝炎、中药离子导入法治疗急慢性肝炎及肝硬化、中药结肠透析法治疗肝性脑病、黄疸等、脐疗法治疗肝源性腹泻、中医辨证配合腹水超滤浓缩回输治疗顽固性腹水等，均已广泛应用于临床，亦收到良好的效果。

科室医师在临床诊疗工作中也筛选出了相应的有效方药，经医院学术委员会论证、省药监局批准后生产出院内自制制剂15种，其中内服制剂6种（保肝降酶合剂、利胆合剂、脂肝合剂、鼓胀浓缩胶囊、肝积颗粒、酒肝胶囊），外治制剂 9 种（中药离子导入 1 ～ 6 号方等）。

肝病科配有专业设备人工肝支持系统、肝脏瞬时弹性成像仪（FibroTouch）、快速肝功能检测仪（吲哚菁绿清除试验仪）、腹水超滤浓缩回输机、全自动荧光定量 PCR 检测系统、全自动活检穿刺枪、结肠透析治疗机、中药离子治疗仪、HD- 肝病治疗仪、微波治疗仪等，在治疗病毒性肝炎、肝纤维化、肝硬化、重症肝炎、脂肪肝、酒精性肝病、胆汁淤积性肝炎等疾病中得到广泛应用。

科室在全省首家引进腹水超滤浓缩回输机，采用腹水超滤浓缩回输的方法，配合中药内服外治，治疗各种原因所致的顽固性腹水，有效率达 100%。疗效迅速，安全可靠，且可改善肾功能，减少使用利尿剂及补充异体蛋白带来的副作用。2010 年 10 月率先开展“彩超引导下全自动活检枪肝穿活检术”，将肝病诊断水平提升至病理组织学标准，更准确地指导肝病的临床诊疗工作。2013 年开展人工肝支持治疗，应用于肝病危重病人的急救治疗，如急性肝衰竭、慢加急性肝功能衰竭、肝肾综合征、全身炎性反应综合征等，收到了良好的疗效。2017 年引进肝脏瞬时弹性成像仪及快速肝功能检测技术，极大地增强了临床肝病的诊治评判水平。

内分泌科

【历史沿革】

青海省中医院糖尿病科成立于 1996 年，经过 20 余年的发展，科室目前已成为国家中医药管理局内分泌学重点学科、国家中医药管理局重点专科、国家中医药管理局糖尿病肾病“温阳化瘀祛浊法”诊治规律重点研究室承担科室，是青海省省级重点专科、特色专科、省级名科。2017 年 8 月，因为业务拓展更名为内分泌科。目前科室床位 64 张。

【人才团队】

科室现有医护人员30名，其中医师10名、护理人员20名。高级职称7名，中级职称10名，初级职称13人。博士研究生1名，硕士研究生3名。

【主要工作】

科室以糖尿病及其慢性并发症、甲状腺、骨质疏松和其他常见内分泌疾病的中西医诊治为主要工作和研究方向。诊疗特色：①在糖耐量异常及糖尿病早期阶段，在西药干预的基础上，采用中医辨证论治，即治未病，改善糖尿病患者的体质，减轻和消除症状，预防和延缓并发症的发生。②在糖尿病及其并发症治疗方面坚持中西药并用，注重传统中医疗法在临床中的应用，延缓并发症的发展，减轻全身损害，提高病人生活质量。体现中医特色的糖尿病及其并发症治疗方法有：消渴筋痹的中药熏洗疗法；消渴脱疽的湿性疗法；消渴肾病的中药灌肠疗法；中药离子导入法治疗，如消渴合并泄泻、痞证（胃轻瘫）、水肿（肾病）、筋痹（神经病变）、脉痹（血管病变）；以“筋疽”理论为指导的消渴脱疽的中医外治法，如清创术、蚕食术、扩创术、截足趾术、箍围消肿法、祛腐法、生肌法。③用于治疗糖尿病并发症的专科用药，如降糖通脉胶囊、降糖明目胶囊、大黄糖肾胶囊。④在甲状腺疾病的治疗中，采用中西医结合治疗，对甲减、甲亢、亚急性甲状腺炎的效果明显，在改善症状、缩短病程方面取得很好疗效。在甲状腺结节、亚临床甲减、亚临床甲亢的治疗方面中医独具优势，能较好地干预疾病的进展。⑤在骨质疏松的治疗中，采用中西医联合治疗，发挥中医内外治的特色，标本兼治，既能促进骨形成，又能抑制骨吸收，对骨质疏松症腰背四肢疼痛有明显改善作用。⑥以中医养生、保健为指导，注重普及和宣传中医养生保健常识。

科室在全省成立了首家糖尿病之友俱乐部，定期为患者讲授有关糖尿病及并发症的一般医学常识与诊治原则，突出中医药的“治未病”思想，把中医药养生保健的方法贯穿于糖尿病健康教育、饮食、运动疗法之中，为整体疗效提高起到了积极作用，为探讨中医药在糖尿病教育与管理领域中的作用积累了较丰富的经验，推动了学科的发展。1998年被中华中医药学会授予“全国优秀中医健康俱乐部”。科室现有糖尿病专科护士 2 名，糖尿病健康教育师 1 名，公共营养师 1 名，建立了“糖尿病专科护士门诊”“院内糖尿病联络护士小组”，逐步健全院内糖尿病教育管理体系。2015 年通过了“全国糖尿病健康教育管理单位”认证，并获得“示范单位”称号。

肛肠科

【历史沿革】

青海省中医院肛肠科成立于 1958 年。2000 年被评为青海省特色专科、青海省省级重点专科；2011 年被评为青海省省级特色专科。2007 年成立青海省肛肠病诊疗中心。2011 年被国家中医药管理局评为“十一五”重点专科。2011 年科室规模不断扩大，分为两个独立病区肛肠一科、肛肠二科，合计病床 80 张。在秉承我院 60 余年中医治疗肛肠疾病经验的基础上，肛肠科坚持无痛微创的手术理念，积极开展各类肛肠手术，最大限度地保有肛肠功能，使我院肛肠疾病的诊治水平实现了质的飞跃。学科集临床、教学、科研为一体，以中西医结合特色疗法治疗肛肠良性疾病为主，兼顾结直肠疾病的诊疗。

【人才团队】

在人员配备上，现有医生 18 名（主任医师 5 人、副主任医师 2 人、主治医师 7 人、住院医师 4 人），护理人员 30 人（副主任护师 3 人、主管护师 9 人、护师 13 人、护士 5 人）。

【主要工作】

学科充分发挥中医药特色优势，运用中西医结合方法，诊治肛肠常见病、多发病及疑难疾病。以痔、瘘、痈、裂为优势病种，在中医传统特色诊疗技术的基础上，引进先进的诊疗设备和手术方式，依靠现代科学手段不断发展、创新，对结直肠肿瘤、便秘、炎症性肠病的检查、诊断及中西医结合治疗，总结出了具有现代中医特色的肛肠专科诊疗方法，形成完整的专科诊疗体系。

个体化治疗方案具有微创、无痛、不复发、术后并发症少、住院周期短等优势。

1. 肛肠科开展肛肠疾病各项手术，术中术后微痛，平均住院时间仅需7天，花费较低。坚持微创、功能第一的理念，手术采用RPH、PPH、TST、LIFT、VSD引流术等现代微创治疗手段，创面小，后遗症发生率明显低于传统手术方式，创口愈合时间更短，术后痛苦更小。换药采用专科调配的自制中药药膏纱条，配合专家验方中药内服及熏洗坐浴，显著缓解患者术后疼痛，提高患者术后舒适度，明显提高患者的就诊体验。

2. 充分发挥中西医结合优势，结合排便造影、结肠传输试验等高科技的手段进行明确诊断，运用“手术＋药物＋功能训练＋生物反馈＋心理疏导”五联疗法，以“扶本润肠、以通为补、以外治秘”方法治疗习惯性便秘、出口梗阻型便秘疗效显著，并且随着病情缓解，可逐步减药，甚至停药，可避免因长期口服泻药而导致的结肠黑变病的发生。

3. 口服中药＋灌肠联合疗法治疗溃疡性结肠炎，相比于单纯应用西药，医疗花费低，患者症状缓解率高，维持症状缓解时间更久，且可避免因长期口服西药影响肝肾功能的副作用。

4. 腹腔镜下大肠肿瘤手术，中医药辅助围手术期及术后恢复。以中医理论为指导，采用“口服＋灌肠”二联疗法治疗放射性直肠炎，促进患者体质恢复，减轻放化疗的副作用，提高生活质量。

5. 采用专科调配的中药内服、外洗、外贴换药，治疗多种肛肠疾病（如顽固性便秘、肛窦炎、肛周湿疹等），效果显著，真正体现中医治疗肛肠病简、便、廉、验的特点。

6. 在长期的医疗实践中，研制开发了多种剂型的纯中药制剂，如四黄膏、金黄膏、除湿膏、生肌玉红膏、祛毒洗方、止痒祛湿洗方、术后通便方、止血煎、通便胶囊、消肿止痛口服方、长效止血栓、止痛栓、固肠煎灌肠剂等。

科室护理团队在实践与发展中，不断总结经验，开拓创新，开展了中药熏洗、肛肠换药、穴位贴敷、中药热罨、耳穴压豆、腹部按摩、针灸、中药擦浴、穴位按摩等一系列行之有效的中医护理技术十余项。针对术后疼痛、伤口水肿、排尿困难、便秘、出血、发热等问题，开展了肛肠病术后“中医序贯治疗”“穴位热罨治疗”“中药擦浴联合芒硝冰敷降温”“腕踝针”等中医联合护理技术，将传统中医思想与现代医学理论及先进医疗设备相结合，遵循辨证施护原则，为肛肠术后患者实施连续性、多元化、多途径的治疗护理方法。我科在实践中形成了具有专科特色的健康指导，为患者术后恢复提供了有效的支持作用。

妇　科

【历史沿革】

青海省中医院妇科成立于1958年，2000年被评为省级中医重点专科，2002年被评为省级名科，2004年被评为省级特色专科，2012年被正式确定为国家中医药管理局“十二五”重点专科建设单位。现有病床24张。

【人才团队】

现有医师11人，其中主任医师2人，副主任医师5人，主治医师2人，住院医师2人，硕士研究生3人。9人为中医类别执业医师，2人为临床执业医师。护理人员16人，具有中级以上职称7人。

【主要工作】

科室有腹腔镜、电子阴道镜、宫腔镜、美创高频手术治疗仪（LEEP）、宫颈激光治疗仪、超声中药导入治疗仪、SLD-998紫氧妇科治疗仪、不孕症诊疗仪等诊疗设备。

科室主要从事女性不孕不育、更年期综合征、子宫肌瘤、卵巢囊肿、月经紊乱、痛经、盆腔炎性疾病、宫颈炎性疾病、女性内分泌失调及各种乳腺疾病的中西医诊疗工作，并设有更年期专科门诊，计划生育门诊，外阴、阴道、宫颈疾病、阴道镜专科门诊，开展人流、取环、放环、诊刮、输卵管通液、宫颈 LEEP 术，住院部开展经腹及腔镜下盆腔各类肿瘤手术及盆底功能缺陷修补术。研制专用制剂 14 种，开展中药超声离子导入、中药封包外敷、灌肠、熏洗、局部上药、敷脐、肛门栓直肠纳药、穴位注射、穴位贴敷、沐足、膏方口服、火龙罐、针灸、耳穴压豆、腕踝针等多种中医特色治疗，以满足患者需求。

科室曾与甘肃省计生委合作完成中药新药“宫膜康治疗药物流产后阴道流血的观察”二、三期临床验证，获甘肃省科技厅“科技进步二等奖”。2013 年省科技厅立项科研项目“青海地区更年期综合征的调制机理研究”。1998 年至今，科室人员发表专业论文 70 余篇，其中核心期刊论文 30 余篇，开展“三新”业务 20 余项。

急诊科

【历史沿革】

青海省中医院急诊科前身为成立于 1981 年的急诊室，1992 年急诊科被国家中医药管理局授予“先进集体”荣誉称号。1997 年根据青海省振兴工程“215”计划将急诊科确定为“一个中心，三个基地”的建设单位。2000 年被青海省中藏医药管理局评定为省级重点专科。2003 年 12 月，医院急诊平台装修改造后正式交付使用，成立青海省成人急救中心中医院分站。2010 年 5 月新建门急诊大楼落成，急诊科（含 ICU）总建筑面积 2000 平方米，设有急诊接诊室、处置室、抢救室、急诊病区、ICU 病区。2012 年被国家中医药管理局列为“十二五”国家重点学科建设单位，2018 年被国家中医药管理局评定为中医急诊重点学科。2007 ～ 2008 年度、2009 ～ 2010 年度、2011 ～ 2012 年度先后三次被团中央、卫生部授予“全国青年文明号”荣誉称号，2016 年被青海省委授予“先进基层党组织”荣誉称号，2020 年被青海省妇联授予

"三八红旗集体"荣誉称号。

【人才团队】

急诊科为国家中医药管理局重点学科，青海省重点专科、中医急诊中心，由专家团队引领学科开展中医传承和创新工作，进行高质量学科发展，人才梯队建设合理。目前，急诊科有医护人员50余人，其中省级名医1人，主任医师4人，副主任医师4人，副主任护师2人，中级职称11人，硕士研究生2名。

【主要工作】

科室在几代急诊人共同努力下，在长期临床实践中总结临床疗效，结合高海拔气候环境及当地居民体质特点，提出了"益气温阳防治高原病"的学术观点，在急危重症的救治中开展了通腑法、中药脐敷法、针刺法的应用，体现了中医急救的特色疗法，形成了具有中医特色的《青海省中医院急诊科疾病诊疗规范》，在中风急症、肺胀、外感高热病、厥脱、胰瘅等病证救治方面有独到之处，制定了科室的优势病种诊疗方案，并将临床研究成果转化为自制制剂如退热合剂、抗病毒合剂、中风醒神胶囊、立愈合剂、肺胀协定方益气通阳汤等，在高热、流感、急性胆囊炎、不完全性肠梗阻、急性胰腺炎、中风病急性期、肺心病的治疗中有独特疗效。

2019年底科室专家参与制定了《青海省新型冠状病毒感染的肺炎中医诊疗方案》（试行第一版、第二版），研制了防治青海地区新冠肺炎的4个制剂，在青海新冠肺炎的防治中发挥了重要的作用。

急诊科实行24小时值班制，形成了集急诊检查、观察、抢救治疗于一体的综合急救平台，院前、院内急救及危重病监护治疗为一体的救治体系。无论节假日、夜间随时可为急危重症患者提供医疗服务，全天候开通"急救绿色通道"。完成日常诊疗、临床研究、临床带教及人才培养等工作。

急诊科团队均经过急诊专科培训，熟练掌握本科室常见病种的诊疗规范，熟悉急诊医学及危重病医学新进展，具备对急危重症的中西医综合临床救治及科研能力。完成科研项目5项，专著3部，教材3部，省级"三新"项目

24 项，发表专业学术论文 100 余篇。

针推康复疼痛科

【历史沿革】

青海省中医院针推康复疼痛科是 2015 年在传统针灸推拿科、疼痛科、康复医学科基础上组建的综合性科室，为省级重点专科、省卫生计生委批复的院内中心，包含有针灸、推拿、康复、疼痛四个专业。2017 年被国家中医药管理局认定为中医康复能力建设项目省级示范中心建设单位。现开放住院床位 15 张，开展综合门诊、康复训练治疗、物理治疗。科室拥有先进的康复质量控制系统及康复数据网络系统，住院部形成了完整的中医康复治疗体系。

【人才团队】

现有医护人员 28 人，其中，主任医师 3 名，副主任医师 3 名，主治医师 3 名，住院医师 10 名，康复治疗师 5 人，副主任护师 3 名，主管护师 1 名。

【主要工作】

科室以传统中医药特色治疗方法为主，集针灸、推拿、疼痛、康复医疗资源为一体，充分结合现代康复疼痛医学新技术，形成了中医特色鲜明的综合性科室，在治疗经筋疾病、关节疾病、中风后遗症、各种急慢性疼痛、难治性疾病方面取得较好疗效。开设了康复疼痛门诊、推拿治疗颈椎病门诊、腹针门诊、灸疗门诊、针灸理线减肥门诊及体外冲击波治疗、面瘫治疗等特色门诊。

科室目前治疗的优势病种有：①颈肩腰腿痛及急慢性软组织损伤：颈椎病、落枕、肩周炎、肱骨外上髁炎、肱骨内上髁炎、腕管综合征、腱鞘炎、腱鞘囊肿、肋软骨炎、背肌筋膜炎、胸椎后关节综合征、急性腰扭伤、腰椎间盘突出症、腰肌劳损、腰椎骨质增生症、退行性腰椎滑脱症、强直性脊柱炎、臀上皮神经炎、臀肌筋膜炎、梨状肌综合征、膝骨性关节炎、踝关节扭伤、跟痛症、痛风性关节炎、类风湿性关节炎、骨质疏松症等。②神经痛：肋间神经痛、带状疱疹神经痛、坐骨神经痛等。③头面痛，眩晕：颈源性头痛、颈源性眩晕、枕神经痛、三叉神经痛、颞下颌关节炎等。④神经康复：脑梗死后遗症、脑出血后遗症、脊髓损伤等。⑤骨关节病康复：关节创伤后康复、骨关节手术后康复、肩关节粘连、类风湿性关节炎康复、强直性脊柱炎康复等。⑥其他：面瘫、肥胖病、耳鸣耳聋、慢性鼻炎、失眠、汗证等。

【特色优势】

开展的特色疗法有：银质针导热治疗顽固性疼痛及软组织伤痛；督灸治疗强直性脊柱炎及脊柱相关疾病；针刺结合隔姜灸治疗顽固性面瘫；针药并用结合神经阻滞技术治疗带状疱疹神经痛；麦肯基治疗技术治疗脊柱疼痛及肢体功能障碍；针灸埋线疗法治疗单纯性肥胖；腹针治疗颈肩腰腿痛；超激光穴位照射治疗肌筋膜疼痛综合征；针灸结合运动疗法治疗中风偏瘫；药罐疗法；推拿手法治疗颈椎病；中医封包疗法治疗腰背痛；痛经、脾胃疾病；脐疗技术治疗疑难杂症；双极射频治疗神经痛、腰椎间盘突出症；臭氧注射治疗膝骨关节疾病；刺通耳方治疗耳鸣耳聋；火针治疗痛风及各种关节疾病伴红肿热痛症；微针刀治疗肌肉骨骼疾病；体外冲击波治疗肌肉骨骼疼痛性疾病；认知障碍评估、训练言语障碍评估及康复训练；功能性电刺激技术治疗肢体关节功能障碍等。

骨伤科

【历史沿革】

青海省中医院骨伤科成立于 1961 年，2007 年被青海省卫生厅、青海省中藏医管理局授予“青海省名科”称号。目前科室设置床位 54 张，实际开放床位 65 张。科室设置创伤、脊柱、关节诊疗组。

【人才团队】

科室拥有主任医师1名，副主任医师9名，主治医师1名，住院医师4名，副主任护师1名，主管护师5名，护师9名，护士3名。

【主要工作】

科室在继承发扬传统中医骨伤骨病技术基础上，结合现代诊疗技术，围绕多项优势病种开展工作，在省内具有特色鲜明、技术全面发展特点。在各创伤骨折骨病中优先发挥中医特色，手法复位，夹板固定，动静结合，配合中医药辨证外敷内服治疗，结合科室特色功能锻炼，突出中医优势。同时熟练掌握现代骨科技术，开展各类骨折、关节、脊柱开放及微创手术，以形成关节、脊柱疾病成熟阶梯治疗诊疗模式。

创伤骨科治疗组：开展各种四肢骨折内固定和外固定技术，擅长内固定治疗四肢及躯干骨折脱位，交锁髓内钉治疗长骨干骨折，自体组织游离移植修复肢体软组织缺损等。

骨与关节组：开展膝关节镜微创手术，髋、膝关节置换术等，紧跟本专业国内外发展的步伐。

脊柱外科组：开展脊柱微创椎弓根钉内固定技术及经椎弓根椎体内植骨术治疗单纯椎体压缩性骨折及老年骨质疏松性脊柱骨折，应用开窗法及椎间孔镜进行腰椎间盘突出症髓核摘除术。

乳腺科

【历史沿革】

建院初期，普外科和中医外科一级分科中包含了各类乳腺疾病的诊疗工作，1991年在普外科内建立了由李树基主任带领，张海宏为唯一组员的乳腺专业组，并设立乳腺专科门诊，2008年组建乳腺科，被青海省卫生厅认定为省级乳腺病诊疗中心。

【人才团队】

科室拥有副主任医师 4 人，主治医师 3 人，另有住院医师若干，护理人员 18 名，现科室主任为张海宏。

【主要工作】

科室拥有远红外乳腺诊断仪、冠状面乳腺专业彩超、乳腺钼靶照相仪、乳腺核磁共振成像仪、类 PET 影像诊断设备、Mammotome 乳腺微创旋切系统、乳腺导管镜、乳腔镜、荧光法前哨淋巴结手术导航系统、循环肿瘤细胞测定仪及能量平台（集超声刀、氩气刀、电刀功能为一体的手术系统）等一流的专业设备。

中心始终以乳腺癌作为主要目标，实施系统化、规范化、个体综合治疗。乳腺癌根治性手术水平省内领先，乳腺癌新辅助化疗降期降级率稳步推进；晚期乳腺癌抢救性治疗综合方案的高成功率成为省内乳腺病的标杆。化疗、分子靶向治疗、内分泌治疗、免疫治疗、细胞诱导分化治疗的熟练应用，使无癌生存时间、总生存率居国内领先。乳腺癌癌前病变的干预，是中心的一大亮点。科室建立伊始，就在中医学“治未病”思想的指导下，对高危人群、病理学癌前病变的干预作为专业诊疗活动的主要内容之一，健康宣教、生活指导、中药干预、内分泌干预、免疫干预等手段的应用，大批癌前病变中止在“前”阶段。

发挥中医特色优势，在乳腺增生、乳腺炎、乳腺良性肿物、化疗后乳癌内分泌治疗骨丢失、乳癌术后上肢淋巴水肿、乳腺癌术后及化疗后扶正去邪等方面辨证治疗取得卓越疗效，在省内首屈一指。中心开展微创式小切口、Mammotome 乳腺微创旋切、PICC 置管、VSD 引流技术等领先技术；率先开展乳腔镜手术，顺应国际“微创化、腔镜化”的外科手术趋势，使乳腺疾病的手术损伤与痛苦降至最低水平。科室护理团队在实践与发展中，不断总结经验，开拓创新，开展了一系列行之有效的中医护理技术，如运用穴位贴敷、耳穴埋豆治疗化疗后及术后恶心呕吐、热罨包治疗术后肩背部疼痛、点穴法治疗围手术期失眠、中医拔罐治疗浆细胞性乳腺炎、涂鸦疗法排解情绪、八段锦操促进术后功能锻炼等，为患者术后恢复提供了有效支持，得到患者一致好评。

心肾科

【历史沿革】

青海省中医院心肾科由肾脏内科及心血管内科两个专业组成，其中肾病内科于 2002 年 4 月被省卫生厅批准为中医肾病特色专科建设单位。

【人才团队】

科室拥有专业的医护技术人才队伍，其中医生 15 人，拥有高级专业技术职称 6 人，博士研究生 1 人，硕士研究生 4 人；护理人员 20 余人，其中副主任护师 2 人，主管护师 6 人。

【主要工作】

肾病专业开展的业务项目主要有中西医结合治疗急性肾小球肾炎、慢性肾小球肾炎、紫癜性肾炎、急慢性肾功能衰竭、尿酸性肾病、系统性红斑狼疮性肾炎、慢性肾盂肾炎等，采用中医辨证施治，如中药口服、中药静点、中药穴位注射治疗蛋白尿、中药灌肠及中药肾区离子导入、腹膜透析、血液透析等多维特色疗法治疗各种类型的肾病，收到良好的疗效。通过多年临床经验的总结，拥有 14 种专科制剂。肾病专业组拥有专科诊疗设备血液透析机、床旁连续血液透析滤过机、掌上彩超、高倍显微镜、中药肾区离子导入仪等。设立血液透析室、腹膜透析室、肾脏穿刺室、中医外治室等。开展业务涉及血液透析通路建立与维护工作，熟练开展彩超引导下深静脉穿刺及各类透析置管操作、动静脉内瘘建立与维护、彩超引导下动静脉内瘘狭窄后球囊扩张术等。为更好地诊断和治疗肾脏疾病，多人赴北京安贞医院进修学习，之后率先开展了尿红细胞形态检查、冷球蛋白血症检测及肾脏穿刺病理检查，为患者提供了高质量的检查及病理报告。

心血管专业组中西医结合治疗冠心病、心绞痛、急慢性心功能衰竭、心律失常、肺心病及心肌缺血、心肌梗死的二级预防等效果显著。心血管专业组拥有专科诊疗设备除颤仪、床旁快速肌钙蛋白检测仪、临时性心脏起搏器、床旁心电监护仪等，为全院危急重症患者的救治发挥了积极作用。

科室每年承担大专院校及下级医院的实习生、进修生培养工作，承担了省级科研课题 2 项，荣获省内及院内“三新”10 余项。每年派人外出参加国内学术交流。3 年来共发表在省级期刊上的论文 10 余篇。近 3 年连续每年举办省级医学继续教育讲座，科室内学术讲座每月不少于 3 次。

肺病科

【历史沿革】

青海省中医院肺病科成立于 1998 年。1998 ～ 2002 年与肾病专业组合并一起，称为呼吸肾病科。2002 年底～ 2003 年 6 月因抗击 SARS 的需要，科室独立，当时与急诊科共同承担了发热门诊及发热病人的救治工作。2003 年 6 月～ 2006 年 7 月科室与脑病科在同一病区，设有床位 30 张。2006 年 8 月～ 2010 年 6 月科室与风湿专业组在同一病区，设有床位 35 张。2010 年 6 月搬迁至住院西楼单独成立肺病科，开放床位 48 张。肺病科是省级名科，全国中医呼吸重点学科建设协作单位，青海省中藏医药管理局重点专科建设单位，青海省“昆仑英才 · 高原名医团队”建设单位。

【人才团队】

科室拥有一支较强的专业技术人才队伍，医护人员共 36 人，包括博士研究生 1 名，硕士研究生 4 名，其中主任医师 1 名，副主任医师 6 名，主治医师 5 名，住院医师 1 名，副主任护师 1 名，主管护师 3 名，护师 10 名，护士 9 名。

【主要工作】

科室现拥有心电监护仪、微量泵20余台，瑞思迈和飞利浦无创呼吸机4台，德国耶格肺功能仪1台，深圳视新电子支气管镜1条。

科室以中医理论为指导，在治疗支气管哮喘、急慢性支气管炎、慢性阻塞性肺疾病、咳嗽、肺心病、肺纤维化、肺部感染、尘肺、胸腔积液等呼吸系统常见病多发病时，急性发作期应用中西医结合，在熟练运用西医治疗方法的基础上，突出中医整体观，对不同病种采用中医辨证治疗；在迁延期和缓解期则以“治未病”的中医理论为指导，辅以补肾健脾、祛邪化痰、活血通脉的中药内服加用中医外治，如穴位贴敷及离子导入、足浴、穴位注射、穴位埋线、中药雾化吸入、热罨包、揿针等方法，使机体阴阳平衡，达到减少急性发作次数、延缓病情进展、提高患者生活质量的目的。对体虚易感冒、久咳肺胀、哮病患者配合“冬病夏治”穴位贴敷、埋线等外治方法，在近10年的使用过程中每年接受治疗的患者逐年增加。近3年来我科在冬季推出中药膏方“补肾活血膏”，在中医补益良方“草还丹”的基础上加减，健脾坚肾补肺，专门用于慢性呼吸系统疾病的冬令补益，同时根据患者的需求，提供个体化中药膏剂，收到了良好的社会效益。2017年，科室加入中国医师协会“红围巾”项目，积极为支气管哮喘和慢性阻塞性肺疾病患者的日常管理做出一份贡献。近年来，科室在医教研方面取得了较大的进步，发表科研论文20余篇，在研项目4项，结题并取得科技成果项目3项。

疮疡科

【历史沿革】

青海省中医院疮疡（皮肤）科成立于1986年8月，为省级重点专科。现开设了独立的两个专科门诊，有专科的诊查和治疗室，开放病床20张，日门诊量达120余人次。

【人才团队】

疮疡（皮肤）科现有主任医师 1 名，副主任医师 2 名，主治医师 3 名，住院医师 2 名，副主任护师 1 名，主管护师 1 名，护师 7 名。

【主要工作】

科室门诊及住院部设有综合外治室，拥有 M22 强脉冲光子治疗设备、半舱及全舱紫外线光疗仪、二氧化碳激光治疗仪、红蓝光治疗仪、电子真菌检查仪、皮肤镜检查仪等各类先进的检查和治疗仪器设备。

科室发挥中西医结合优势，在治疗银屑病、湿疹、带状疱疹等优势病种方面疗效显著，在痤疮、皮炎湿疹、荨麻疹等皮肤科常见病多发病诊断和治疗方面优势明显，对特殊型银屑病、结缔组织疾病、重症药疹、疮疡疾病等疑难病的诊疗积累较为丰富的临床经验。经过多年的临床实践，自行研制了三黄洗剂、牛皮癣酊、消白酊、黄连膏、青黛膏、生肌白玉膏、生肌玉红膏、消白胶囊、消银胶囊等中药内外治疗制剂十余种，深受广大患者的好评。开展了中药换药、中药贴敷、中药面膜、中药涂擦、中药离子导入、针灸、刮痧等中医特色治疗项目，取得了很好的疗效。

近年来，获得省级“三新”技术 5 项，在核心期刊发表论文 20 篇，获得省级科研项目 1 项。

风湿病科

【历史沿革】

青海省中医院风湿病科于 2007 年 12 月被青海省卫生厅批准正式成立，是目前我省唯一一家中西医结合治疗风湿性疾病的科室，是一支集医疗、教学和科研为一体的专业化医疗队伍，经过十余年的发展，已经具有一定诊疗规模，科室现有正规床位 35 张。

【人才团队】

现有11名医生和19名护理人员。其中高级职称6名，中级职称10名，初级职称14名，硕士研究生2名，在读研究生1名。科室长期从事风湿病临床及科研工作，涵盖中西医诊疗两大领域，既有现代风湿病学先进的诊疗技术手段，又有沉淀了半个世纪的中医特色疗法。

【主要工作】

目前诊治的范围有类风湿关节炎、风湿性关节痛、系统性红斑狼疮、骨关节炎、痛风性关节炎、干燥综合征、硬皮病、强直性脊柱炎、血管炎、白塞病、肌炎/皮肌炎、银屑病性关节炎、骨质疏松症、混合型结缔组织病及相关的各种疑难危重疾病。年门诊量达20000人次以上，年住院人数达到1800余人次，受到广大患者的信任和好评。

经过多年的临床经验积累和不断探索完善，我们利用现代医学的先进设备进行准确诊断后进行规范化的中西医结合治疗（包括生物靶向治疗）。科室现在各种中西药齐全，并已开发出一系列中药制剂；拥有骨质疏松治疗仪1台，翔宇恒温蜡疗仪3台，中药离子导入机4台，中药足浴机4台，高能红外治疗仪1台，唾液流率测定仪1台。采用中药离子导入、蜡疗、中药足浴、中药雾化吸入、中药热敷和冷敷治疗、中药封包治疗、中医埋线治疗、中药敷贴红外线治疗、关节腔灌注、穴位封闭、小针刀治疗以及“冬病夏治”“冬病冬治”等多种手段，总结出一套完整有效的治疗方案，治疗方法独到，取得显著的疗效。治疗风湿病注重辨证与辨病相结合，分期论治，内治与外治相结合，规范化治疗与个体化治疗相结合，擅长中西医并用，强调自制药品及中医特色疗法的运用。崇尚内病外治，推崇外治法，对疑难杂症主张“杂合以治”。积极实践“治未病”思想，重视未病先防，养生保健，做好风湿病患者的健康宣教。

目前科室开展多项新技术，参与国家级科研协作项目1项，完成市局级课题2项，院内科研课题1项，目前还有2项市局级课题正在进行，申报科技厅科研课题1项，发表核心期刊论文20余篇。

脾胃病科

【历史沿革】

1958年建院初期，脾胃病组被归纳在普通大内科。1992年大内科分科，分别成立内一科、内二科及内三科，内一科又称脾胃肝胆科，1998年正式成立消化内科，设立独立病区；2009年9月更名为脾胃病科。

【人才团队】

科室现有医务人员33名。医师13名，其中主任医师3名，副主任医5名，主治医师2名，住院医师3名，博士研究生1名，硕士研究生5名。护理人员20名，其中副主任护师1人，主管护师7人，护师9人，护士3人。科室目前设置4个学科亚专业组，分别为功能性胃肠病学组、慢性萎缩性胃炎学组、肠病学组以及胆胰疾病学组。

【主要工作】

近年来，科室硬件设施不断完善，新进日本OLYMPUS EVISLUCERA-260系列电子内镜主机2套，日本OLYMPUS GIF-H260电子胃镜2条，日本OLYMPUS CF-H260电子结肠镜2条，OLYMPUS-PSD-30高频电发生器1台，国产LDRF-50型射频治疗仪1台，^{13}碳幽门螺杆菌检测仪1台。

科室经过长期临床研究，充分发挥中医优势和中医特色，坚持现代化中医发展方向和中西医结合道路，不断加强专病中医研究，以慢性萎缩性胃炎、胃食管反流病、消化性溃疡、慢性溃疡性结肠炎、肠易激综合征作为科室优势病种，积极开展中医特色治疗及疗效评价工作。同时科室积极开展中医临床路径工作，科室现有10个病种进行临床路径管理。为进一步提高中医临床疗效，科室积极总结出一整套特色治疗体系，如在传统中药煎剂口服治疗基础上，积极开展中医药特色外治疗法，开发出脐饼穴位贴敷系列制剂8种。对慢性肠病应用中药灌肠疗法治疗，开发出包括中药灌肠剂、纳肛栓剂及口服院内制剂13种。科室以中医辨证为主体，应用中药口服配合中药灌肠及脐饼敷贴疗法的纯中医药治疗慢性溃疡性结肠炎，大大提高了临床疗效，并缩短了疗程，降低了复发率，取得了较为满意的临床疗效。科室主要专科口服院内制剂有复方胃痛胶囊、舒胃胶囊、健胃胶囊、养胃胶囊、复萎灵胶囊、慢萎散、溃疡散、肠宁胶囊、通便胶囊、补脾益肠胶囊等。

2021年2月科室成功申报并获批为青海省中藏医重点专科。近年来科室积极开展科研工作，已顺利完成“健脾化痰、活血解毒法治疗慢性萎缩性胃炎及对胃癌前病变逆转作用的临床研究”的课题，经省科技厅科研成果鉴定，该课题研究成果达到国内先进水平。青海省中藏医药管理局课题“中药抗反流合剂治疗反流性食管炎的临床研究”经省科技厅科研成果鉴定，该课题研究成果达到省内先进水平。目前科室承担3项科研课题，其中青海省中藏医药管理局课题1项，青海省中医院院内课题2项。

科室已于2021年7月顺利完成全国名中医王常绮传承工作室建设任务，该项目经过三年建设和科室医师及继承人跟师学习，已系统全面总结了全国名中医王常绮的临床经验，并顺利出版了全国名中医王常绮临床经验专著《王常绮老中医学术思想及临床经验》。

脑病科

【历史沿革】

青海省中医院脑病科前身为中医综合内科，后于2000年独立建设科室，多次获得“院先进科室”“文明示范科室”等荣誉称号。

【人才团队】

科室医师团队共8人，其中高级职称3人，中级职称1人，初级职称4人，硕士研究生2名。分别在国家、省、市级中西脑病专业委员会中分别担任主任委员、副主任委员等职。

【主要工作】

脑病科现设有门诊、病房、检查室及神经功能康复室，开放病床30张。科室配备有低频脉冲治疗仪（肌电刺激仪）、脑超声治疗仪、压力波治疗仪（偏瘫治疗仪）、动态血压监护仪等检查治疗仪器。

脑病科经过15年的努力，形成了一套较完整的中医、中西医结合诊疗方案及系列特色制剂。以脑血管病（脑梗死、脑出血、眩晕、头痛等）和神经症（神经衰弱、抑郁焦虑、失眠等）、癫痫、痴呆等常见疾病的中医、中西医结合诊治为科室的发展方向及重点研究领域。可开展神经系统疾病的现代化诊查和治疗。随着科室综合建设的不断深入，专科优势不断发展，特色疗法显著，诊疗范围不断扩大。针对脑血管疾病缺血性中风，在痰瘀互结的中医理论指导下，运用涤痰化瘀法配合抗血小板、降纤三联疗法；针对出血性中风，采用中医清热解毒、醒脑开窍和凉血祛瘀治疗方案，应用于脑出血急性期；以神经及心理功能康复为手段，针对脑卒中后病人神经功能的严重缺损，综合应用康复训练；以疏肝解郁、宁心安神为大法，针对神经症（神经衰弱、恶劣心境、抑郁状态、焦虑状态等）采用心理测试和中医辨证分析相结合，以系列特色中药制剂分时段用药治疗，取得了满意的临床疗效。科室在整体护理的基础上，针对脑血管病及神经症开展具有中医特色的康复护理、心理护理、中药穴位贴敷、中药拔罐、中药熏洗等。经过15年科室全面建设，全面提升了脑病科临床技术水平和科研创新能力，使脑病科成为本地区较有影响力和竞争力的重点学科。

承担国家级、省级科研课题4项。获得省级科技成果及奖励2项。发表SCI论文1篇，核心期刊上共发表论文20余篇。本科是青海医学院中医脑病专业实习及规范化培训基地。

血液肿瘤科

【历史沿革】

青海省中医院血液肿瘤科成立于2003年，现开设了一个专科门诊，一个专家门诊，年门诊量约10000人次，目前核定床位28张，实际开放床位35张，年住院780余人次。

【人才团队】

现有专业技术人员24人，其中主任医师1名，副主任医师3名，主治医师3名，住院医师1名。专业技术人员中有第六批全国中医药学术传承指导老师1名，国家中医药管理局优秀中医临床人才1名，青海省优秀专家1名，青海省名中医1名，青海大学医学院硕士研究生导师1名。

【主要工作】

科室中西医检查诊断相结合，突出中医特色，发挥中医优势，坚持中西医并重的治疗原则，辨证与辨病相结合，内治与外治相结合，采用中西医结合方法，对各类贫血（再生障碍性贫血、溶血性贫血、缺铁性贫血等）、免疫性血小板减少症、过敏性紫癜、粒细胞减少症、急慢性白血病、淋巴瘤、骨髓增生异常综合征、红细胞增多症、多发性骨髓瘤、骨髓纤维化、系统性红斑狼疮、干燥综合征、肺结节病、甲状腺结节病、乳腺结节病、消化道癌前病变等各种血液免疫系统及内科疑难病证，形成了一套完整的中西医结合治疗理念和方法，研制"再障生血合剂""升板合剂""紫癜系列方""消癥止痛散"等院内制剂。同时，应用现代医学先进检查手段，依据中医传统理论，辨证与辨病相结合，内治与外治相结合，采用中药保留灌肠、中药贴敷加热疗、中药离子导入、循经药灸、穴位贴敷、足浴、耳穴压丸、拔罐、针灸、穴位注射等中医特色疗法，结合"消癥止痛散""扶正抑瘤系列方"等院内制剂，配合放化疗等方法，治疗各种手术后及中晚期肿瘤，如结直肠癌、胃癌、食道癌、胰腺癌、肝癌、肺癌、乳腺癌及妇科恶性肿瘤等，在增强放化疗敏感性、减轻放化疗毒副作用、改善临床症状等方面有较显著疗效，减轻了肿瘤患者的病痛，提高了生存质量，延长了生存期；应用经方治疗肺结节病、甲状腺结节病、乳腺结节病、消化道癌前病变等，使治疗端口前移，体现了中医治未病的思想，实现未病先防、已病防变。

科室承担并完成省科技厅科研课题 3 项，院内科研课题 1 项，医务人员在核心期刊发表学术论文近 30 余篇。开展省级先进“三新”项目 10 余项。

五官科

青海省中医院五官科包括眼科专业、耳鼻咽喉科专业、口腔专业。

耳鼻喉科专业

【历史沿革】

耳鼻喉科成立于 1980 年，初成立时与口腔科为大五官科。2012 年单独成立耳鼻喉科，成立住院部。目前设置病床 24 张。

【人才团队】

现有人员 6 名，其中主任医师 1 名，主治医生 3 名，住院医师 1 名，专职技师 1 名。

【主要工作】

主要设备有鼻内镜手术系统 1 套，综合治疗台 2 套，鼻用切割系统 1 套，耳钻 1 套，电测听、声导抗各 1 套。

收治各类耳鼻喉科炎症、出血、息肉、肿瘤及眩晕、耳聋等耳鼻喉科疑难杂症。开展耳郭肿瘤切除、耳郭成形术、外耳道肿瘤切除、外耳道成形术、鼻外肿瘤切除及修补术、颜面肿瘤切除术、鼻骨骨折复位术、鼻内镜下鼻中隔偏曲矫正术、下鼻甲部分切除术、鼻腔息肉切除术、鼻内镜下筛窦切除术、鼻窦开放术、鼻窦肿瘤切除术、扁桃体切除术、咽部肿物切除术、咽腔扩大等手术。同时开展中医特色治疗，如刮痧、耳穴压豆、足浴、中药雾化等。中西医结合治疗神经性耳聋、耳鸣、过敏性鼻炎、急慢性鼻窦炎、急慢性咽炎是本科的优势病种。

眼科专业

【历史沿革】

眼科成立于1977年7月，成立初仅有王秀娥1名医生，设备仅有一台从外院调拨的国产裂隙灯和一副检眼镜。2004年10月购置BM900裂隙灯显微镜和免散瞳眼底照相机，仅能开展眼科常见病、多发病门诊诊疗、体检及会诊工作。2006年5月，医院单独成立眼科，以中西医结合诊疗眼病为其特色。设有专家诊室、眼底荧光造影室、眼电生理室、眼后节激光室、眼前节激光室、治疗室、药物配置室、观察室、手术室、验光室、配镜室及角膜塑形镜检查室。

【人才团队】

目前眼科拥有主任医师1名，副主任医师1名，主治医师3名，住院医师2名，专业技师1名，专职护士1名。

【主要工作】

主要设备有德国海德堡共焦激光视网膜与脉络膜同步血管造影系统、德国歌德超乳玻切系统、德国莱卡手术显微镜、法国光太532眼后节激光治疗仪、德国罗兰电生理诊断仪、澳大利亚Laster YAG激光治疗仪、日本KOWAAP-5000C全自动电脑视野计、日本CR6-45NM免散瞳视神经立体照相仪、法国光太CINEESCCAN眼科A/B超、日本KT-800非接触眼压计、日本KOWA电脑验光仪、德国蛇牌间接检眼镜、BM900显微裂隙灯等。

眼科运用中药雾化、中药离子导入、中药耳穴、中药足浴、雷火灸等中药疗法配合西医疗法治疗白内障、青光眼、眼底出血、视神经炎、葡萄膜炎、玻璃体混浊、交感性眼炎、泪囊炎、沙眼、干眼症、结膜炎、角膜炎、巩膜炎、近视、假性近视等疾病。

目前眼科开展的业务有：白内障超声乳化＋人工晶体植入术、抗青光眼小梁切除术、激光虹膜周边打孔术、巩膜瓣下咬切术＋虹膜根切术、睫状体冷凝术、玻璃体腔注药术、鼻腔泪囊吻合术、泪囊摘除术、鼻泪管再造术＋泪道义管植入术、翼状胬肉切除＋角膜缘干细胞移植术、睑腺炎、睑板腺囊肿、眼睑及眼眶肿物切除术、睑内外翻矫正术、重睑成形术、睑球粘连分离术、眼袋切除术、内外斜视矫正术、上睑下垂提上睑肌缩短术及额肌悬吊术、角巩膜裂伤清创缝合术、眶脂肪脱垂切除术、泪腺脱垂纠正术、球内磁性异物取出术、角结膜异物取出术、眼球摘除＋义眼植入术、眼球内容物摘除＋羟基磷灰石义眼植入术、视网膜激光光凝术、YAG 激光后囊膜切开术、眼底视网膜与脉络膜血管荧光造影检查、视觉眼电生理检查、全自动电脑视野检查、斜视矫正多功能训练、美国数字化角膜塑形镜等业务。

口腔专业

【历史沿革】

口腔科成立于 1974 年。

【人才团队】

科室现有人员 8 名，其中主治医师 2 名，住院医师 3 名，主管技师 1 名，技师 1 名，主管护师 1 名。

【主要工作】

口腔科现有综合治疗椅 7 台（其中 2 台自带超声洁牙机，另配有 4 台超声洁牙机），1 台高压灭菌蒸汽锅，1 台数字化牙片宝，牙用 X 光机，2 个技工操作台，1 台塑封机，1 台牙用手机清洗机，1 台超声震动清洗机，1 台蒸馏水备制机。

口腔开展的业务有：牙体牙髓病、根尖周病的治疗，牙外伤处理，牙槽骨修整术，牙列缺失的设计制作，牙周病的治疗，唇舌系带修整术，拔牙术，颞下颌关节紊乱，口腔正畸术，以及中药特色治疗口腔黏膜病。

外一科（普外科）

【历史沿革】

青海省中医院外一科（普外科）是青海省中医院成立时最早设立的科室之一，成立于 1958 年。2011 年更名为外一科，经过不断发展壮大，外一科已经成为集医疗、教学为一体的综合科室。

【人才团队】

现有专业技术人员 26 名，其中，正高级职称 1 人，副高级职称 3 人，中级职称 2 人，研究生 1 名，各级职称人员在中华医学会青海多个分会中分别担任副主任委员、委员、会员或理事等职务。

【主要工作】

科室以开展普通外科领域疾病的手术治疗为主，采用中西医结合治疗各种外科疾病为辅，兼顾部分脑外及胸外疾病的初步诊治任务。近几年，引进了电子腹腔镜系统、纤维电子胆道镜、血管腔内激光治疗仪等设备。

目前能开展的业务范围有消化道肿瘤、肝脏肿瘤、胆道肿瘤、血管瘤、肝包虫、脾包虫、胆囊切除术，以及胆总管探查、胆道镜取石术、脾切除、甲状腺手术、各类疝手术、门静脉高压断流术、周围血管病变、静脉曲张激光闭合手术、消化道出血与穿孔手术、结直肠切除术、直肠脱垂等手术。腹腔镜下胆囊切除术、肝囊肿清除术、阑尾切除术等腔镜手术。开展各类创伤性疾病及各类急腹症诊治，并开展了微创颅内血肿清除术，创伤性气胸、血胸及自发性气胸的治疗，采用中西医结合的方法治疗各类胰腺炎、血栓性静脉炎、胆囊炎、胆石症、肠粘连及全身各种感染等疾病。

传统开腹小切口胆囊切除术、术中胆道镜胆管取石术、腹腔镜下胆囊切除术、大隐静脉曲张激光闭合术、充填式无张力疝修补术、各种阑尾切除术以及中西医结合治疗重症急性胰腺炎、各种肠梗阻等方面诊治技术成熟，优势明显，疗效佳，具备丰富的临床经验和技术能力。

外二科（泌尿外科）

【历史沿革】

青海省中医院泌尿外科在熊园修、庞学仁等老一代学科专家的带领下，于 1980 年成立独立学科，2011 年更名为外二科，现开放床位 17 张。

【人才团队】

目前科室有医师 6 名，高级职称 1 人，中级职称 5 人，其中研究生 2 名。

【主要工作】

科室于 1999 年在全省率先从美国引进“顺康汽化电切”手术设备，并应用于前列腺增生、膀胱肿瘤、尿道狭窄等泌尿道常见疾病的微创手术治疗中。2006 年在西北率先引进瑞士三代 EMS 经皮肾镜气压弹道联合超声碎石清石系统，使泌尿系结石治疗真正达到微创时代。2020 年引进输尿管软镜设备，同时重启体外冲击波碎石治疗。作为青海省较早以开展微创泌尿外科为主的专科，腔内微创率达 95% 以上，尤其在泌尿系结石微创治疗及良性前列腺增生的微创治疗方面更为突出。

科室紧跟国内泌尿外科发展步伐，作为省内最早开展结石规范治疗的单位，在泌尿系结石的微创治疗方面设备先进，同时积累了丰富的经验，对泌尿系结石（肾结石、输尿管结石、膀胱尿道结石）应用微创乃至无创手段治疗方法独特，配合中医中药排石，结石清除率高，而且恢复快。

科研方面，科室坚持以科研促发展，已完成十余项青海省“三新”项目，院级科研课题 2 项。积极参与外院前列腺癌规范化治疗 MDT、肿瘤靶向药物治疗、泌尿系肿瘤多中心协作。近20年来，发表各类论文20余篇。

科室设备有输尿管软硬镜、经皮肾镜、膀胱镜、前列腺等离子电切镜、腹腔镜、气压弹道联合超声碎石清石系统、钬激光碎石机、尿流动力学检查仪、前列腺治疗仪、性功能检测仪及体位冲击波碎石机等设备。

手术麻醉科

【历史沿革】

青海省中医院手术麻醉科成立于1979年，经过几代人的不断努力，现已发展为集临床麻醉、急救复苏、加强监测治疗临床、教学及科研为一体的综合性科室，系青海地区技术力量较为雄厚的麻醉学科之一，为中国医师协会青海麻醉医师分会副会长单位、青海省麻醉质量控制中心副主任单位。2013年5月手术麻醉科被共青团青海省委授予“青海高原青年文明号”，2015年5月被省总工会授予“安康杯竞赛先进集体”荣誉称号，2021年6月手术麻醉科被共青团中央授予全国“青年文明号”称号。

【人才团队】

“精医、勇创、和谐、至善”是科室文化，“以人为本、临床固基、科研强科”是学科发展之路。科室现有医护人员30余人，其中麻醉医师9人，高级职称医师4人，中级职称医师2人，青海省自然科学与工程技术学科带头人1人，青海省优秀专业技术人才1人。科室主任是青海大学麻醉专业硕士生导师，中国中西医结合学会麻醉分会全国委员，中国医师协会青海麻醉医师分会副会长，青海省麻醉质控中心副主任。

【主要工作】

手术室内设置净化手术室7间，其中百级手术室1间、千级手术室1间、十万级手术室5间，手术室装备有一流的电视教学及全景监视系统。科室拥有进口多功能麻醉工作站、自体血回输机、麻醉深度监测仪、便携式彩色超声和无创心排量检测系统等一系列高端麻醉设备，科室人员的合理配备和完善的麻醉设备为患者的手术麻醉安全提供了必要的保障。科室医疗业务涵盖临床麻醉、危重病人救治、急慢性疼痛治疗三大领域，广泛开展包括老年、危重症患者手术，日间手术的麻醉及各种恶性肿瘤患者的癌性镇痛，年均手术室内麻醉量 6000 余例，手术室外麻醉量 1000 余例。2017 年科室常规开展无痛胃肠镜检查、无痛人流及无痛宫腔镜检查、急危重症患者的院前急救等服务，扩大了科室服务范围，增加了科室知名度。科室承担着多项省部级、院级科研项目，科研经费达 100 多万元。每年带教医疗和护理研究生、实习生、进修生百余人次，已累计培养麻醉专业研究生 4 人，拥有较好的科研和教学基础。学术氛围浓厚，每周均有制度化的业务学习、病历讨论及专题讲座。

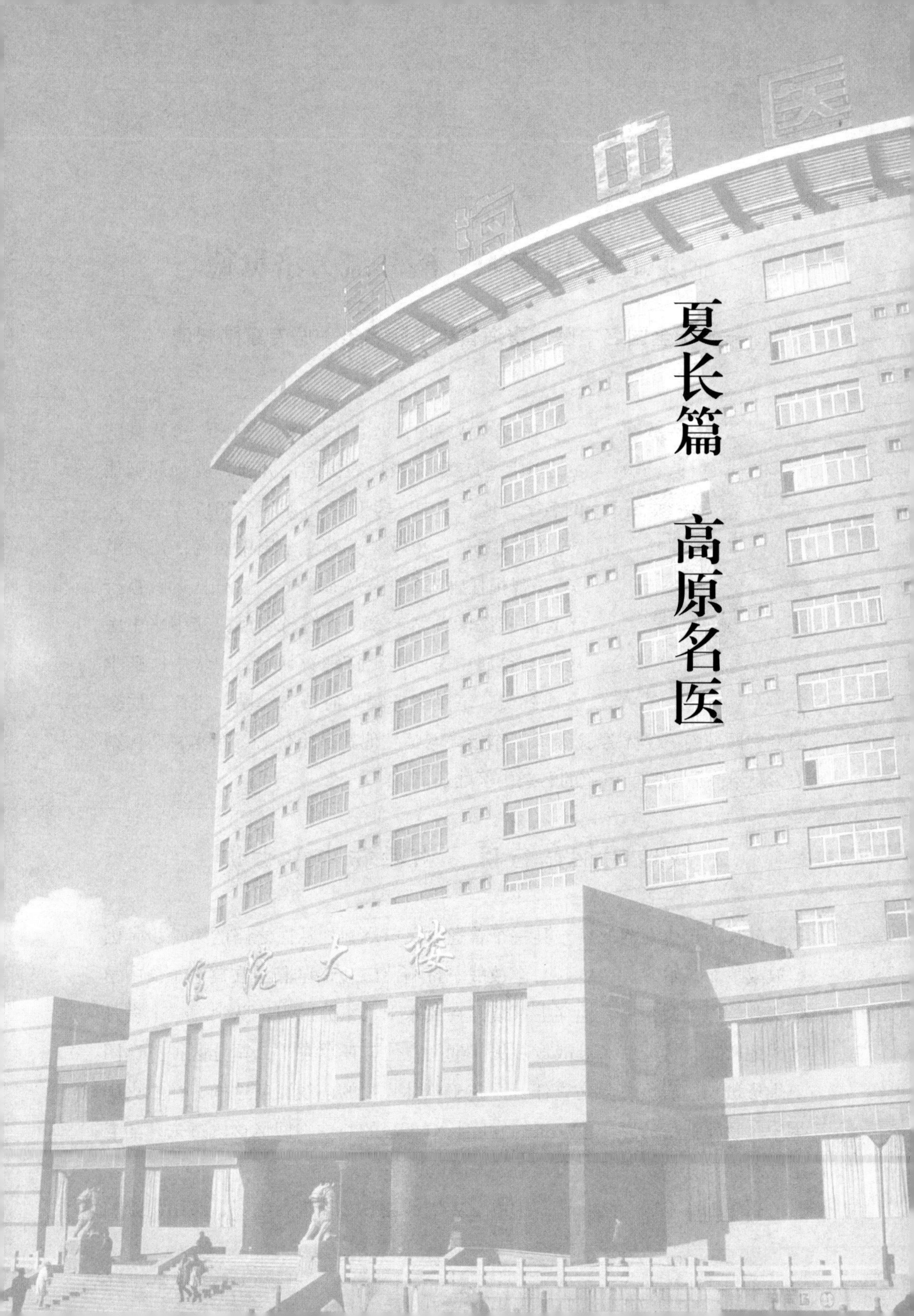

夏长篇

高原名医

高原杏坛树旗帜　橘井流芳济世德

——记全国名中医、青海省中医院名老中医专家陆长清

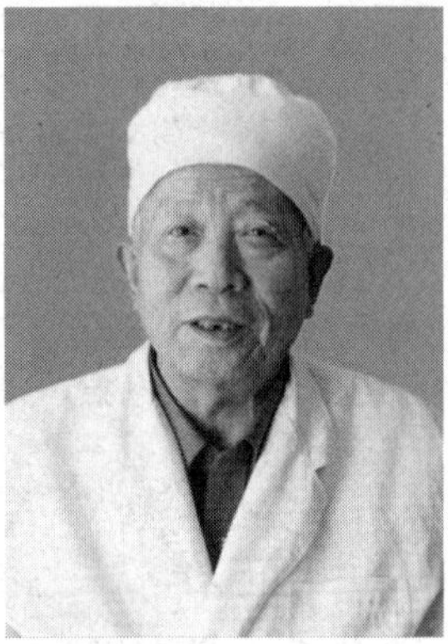

在地处高原的青海省中医院，有一位92岁高龄的老中医药专家，当地人提起内儿科，就会想到他的名字。他从事中医药工作70余年，2017年被评为“全国名中医”，2019年荣获“全国中医药杰出贡献奖”。曾担任青海省中医院副院长、主任医师，被授予青海省医学首席专家、青海省名医，获中华中医药学会首届中医药传承特别贡献奖，中华中医药学会成就奖，享受国务院政府特殊津贴，历任三届全国老中医药专家学术经验继承工作指导老师。他就是用仁心、精术将毕生精力奉献给高原中医药事业的名老中医陆长清。

战地硝烟始行医，由西转中承古训

陆长清出生在河北抚宁县一个普通农民家庭，他从医之路的第一步是因解放战争而开始的。1945年，解放战争打响，15岁的陆长清在冀东革命中学师资班学习，两年后，他穿上军装，在冀东十二军分区卫生队学习三个多月的战地救护，接着就奔赴战场。战斗期间，他曾任冀东十二军分区独立四团卫生班班长，肩负着救伤重任，穿越于枪林弹雨的前线，就这样，在战火硝烟中，救死扶伤的坚定信念根植在陆长清年轻的心中。回忆这段过去，陆老感慨地说：“是解放事业带我走上了医学的道路”。

新中国成立后，陆长清到中南卫生干部进修学校进行学习，又以优异的

成绩考进武汉医学院医疗系，这奠定了他从医之路的基础。1960 年，为支援大西北建设，陆长清作为支边青年来到了青海，被分配至青海省中医院工作。简陋的条件，艰苦的环境，却丝毫没有影响到陆长清追求医学事业的决心。在青海省中医院工作期间，又在陕西中医学院师资班和中医研究院中医研究班学习，勤求古训，探索钻研，求索岐黄之术，在探寻中医学的道路上，坚实地迈着每一步。

研制良方惠百姓，学术精湛技高超

陆老多年研究治疗脾胃病、肾病、癫痫，尤其擅长治小儿腹泻，其研制的“小儿止泻散”卓有成效。从事内儿科临床工作近六十年，陆老以高超的医技、谦和的人品，得到了患者及家属的认可和赞许，已有 88 岁高龄的他，依然每周坚持三个半天的门诊工作，这种孜孜不倦、老骥伏枥的奋斗精神让人敬佩不已。

陆老在看病时强调整体观念，在学术上倡导中西医贯通，辨证与辨病相结合，他在阴阳五行学说的基础上，提出中医平衡学说，即平衡阴阳，调理气血，谐和脏腑，治病以脾胃为本，调理气机为先，护胃气为本等。陆老在此学术思想的基础上不断创新，所研制的“小儿止泻灵冲剂”“小儿清解冲剂”“止痫灵”“蒲连茯胃汤”“平经汤”“清胃汤”“参芪地黄汤”等良方，临床效果显著，医院对其验方进行开发、研究，作为院内制剂运用于临床。同时，积极开展科研工作，小儿止泻灵、小儿清解冲剂被批准为国药准字号并投放市场，受到青海广大群众的青睐。陆老研制的“虫草精口服液”“虫草速溶茶”还被评为省优产品。

橘井泉香润心灵，德高术精传万家

除了要有过硬的医技，陆老还十分强调医德的重要性。他常说先学医德，再去医人。作为一名儿科医生，陆老有着自己独到的“门诊艺术”，他了解孩童的天性，利用身边的物品引起小孩的好奇心，从而消除他们的恐惧感。中药苦口，对于家长来说，喂孩子喝药可是大难题，陆老在开处方时会尽量选择带有酸甜口味、温和味淡的中草药，并教会家长如何巧用蜜糖等食物让良药不再苦口，使得许多患儿得到及时的救治。

70 多年来，陆老时刻注重医德，对待患者就像亲人一样亲切，不分贵贱，一视同仁。陆老不顾个人年事已高，经常加班加点，为外州县群众及农牧民诊治疾病。青海地域辽阔，很多患者慕名前来看病，他们往往赶到医院时，早已过了下班时间，当他们打听找到陆老家时，陆老马上放下手中的碗筷，从不推脱，为他们精心诊治。很多重危患儿因家庭困难，陆老不但免去他们的诊疗费，还送去衣物等生活用品和食物，自己掏钱为患儿取来中药，并亲自为他们煎好，一勺一勺喂给患儿，守在患儿身旁，安慰患儿父母，问寒问暖，密切观察患儿的病情变化。

有一个 2 岁的患儿，得了小儿肺炎，病情危急，他的家长从湟中县来到西宁四处寻医，孩子打过点滴后也不见好转，心急如焚的家长得到了好人的帮助，找到了陆长清。那时天色已晚，陆老不顾身体的劳累，耐心细致为患儿看病，“孩子病了不应该盲目地给他注射抗生素、激素，这样会影响孩子的抵抗力和发育。”陆老耐心地为家长解释，同时开出了药方。孩子在吃过中药后，病情得到有效的控制，最后，在陆老的帮助下，孩子的病得以痊愈，孩子的家长感动地拉着陆老的手说：“您真是我们老百姓的好大夫啊！”

陆老在行医过程中，从来不收红包、回扣，他爱岗敬业、尽职尽责、乐于助人的德行被老百姓广为称颂，受到了广大患者的高度赞许和尊敬，无论老少都亲切地唤陆老为“陆爷爷”。在全国医院专家挂号网上，有千余条留言，对陆老高尚的医德、精湛的医术和热情的服务给予了高度的评价和肯定。

学术医技传后人，良方好药利万代

陆老十分注重学术的传承工作，他总是将自己的经验毫无保留地传授给学生。陆老一生带过的徒弟很多，现都已成为省内名医、专家、学科带头人。

作为全国名老中医经验继承工作指导老师、全省第一批名老中医经验继承工作指导老师和院内老中医经验继承工作指导老师，陆老带徒 30 余名。2009 年被批准成立了陆长清全国名老中医学术传承工作室，现工作室中跟师 11 人，其中 7 人为县级中医院科室骨干力量。

多年来，陆老带教医学生、基层单位进修医务人员数百人，他不顾高龄，认真备课，诊疗之余，热心地为学员们分析、讲解典型病例，使每位徒弟受益匪浅。在临床工作中，徒弟们理论联系实际，宗岐黄，遵古训，勤学经典，受益颇多，三年跟师学业有成，均为科室骨干力量，为我省培养造就了一批医德高尚、热爱中医事业、中医理论深厚、技术精湛的创新性人才。

2009 年陆长清及弟子将其临床经验精华整理、编辑成书，即《陆长清临床经验集》，由陕西科学技术出版社出版，为基层医疗和中医药事业做出了突出贡献。

陆老就是这样，将他毕生的精力奉献给了高原人民的健康事业，用他高尚的医德感动了众多患者。在追求人生价值的路途上，陆长清选择了医疗事业，而他所做的，远远超出了一名医生所拥有的理念，“高原杏坛树旗帜，橘井流芳济世德”，这位老人所绽放的德术双馨的光芒将永远在高原上熠熠生辉！

齐鲁赤子爱无疆　仁术丹心泽高原

——专访全国名中医王常绮

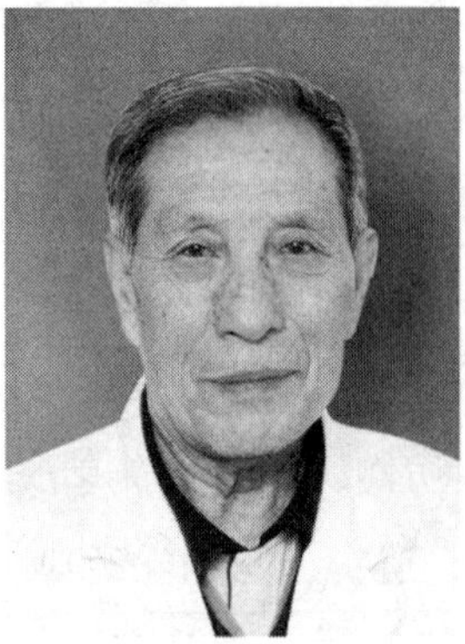

2021 年 1 月，三九寒天，耄耋之年的王常绮如常在青海省中医院名老中医工作室出门诊，为慕名而来的患者们把脉开方。还有两个年头，王老行医就一甲子，数十载寒来暑往，数十载为民服务，行医路上王常绮从未忘记过成为一名为民服务的“好先生”的初心。

立志誓为“好先生”

1938 年，王常绮出生于山东泗水。王常绮的祖父是清朝末年的秀才，重视教育的家风使王常绮开蒙于《弟子规》《论语》，此后，从泗水赴四十千米外的平邑继续求学，完成了初中和一半高中的学业。

少年王常绮亲历山河支离破碎，家国颠沛流离之苦，目睹乡邻四野缺医少药，久病缠身之痛。在他十三四岁的时候，远房亲戚家的一位婶子突发便血，村里的先生给了些药，婶子吃了也不见好。他眼见着原本身体硬朗的婶子一病不起，没多久便撒手人寰。“在今天看来，那位婶子就是肠胃上的毛病，如果当时能有个好先生，或许就能保住她的命。”王常绮回忆说。也正是那时，投身医学之路，苦学岐黄之术，立志成为一名“好先生”的念头便在王常绮的内心萌生。

如愿步入“岐黄界”

1959年秋，王常绮家也如那时众多山东人家一样，生活拮据，家人决定让他随兄长到青海看看。到了西宁，当王常绮听说可以有机会进入青海省卫生学校学习时喜出望外。

进校后，同一届的学生完成了随机编班分班，王常绮被分到了中医班。兄长从业西医，略有不悦，王常绮却说:“我喜欢中医，能为兴趣而努力学习，我感到很幸运。”他婉拒了兄长替他调换专业的“美意”，如愿开始了中医学专业的学习。

“当时我们学习的课本是南京中医学院编纂的，药性赋与汤头歌诀带着我入了中医学的大门。”王常绮回忆说。有了对中医学的初步认识和理论基础，王常绮登堂入室，进一步深入学习研读中医四部经典《黄帝内经》《伤寒杂论》《金匮要略》《温病条辨》。“学习中医一定要有较强古文理解能力，只有具备了这种能力才能读懂参透博大精深的中医经典。”王常绮深有感触地说。

春去秋来，寒来暑往，整整四载，作为班长的王常绮通过刻苦学习，不懈努力，以优异成绩圆满完成中医学专科学习，为今后从事中医学事业奠定了坚实的基础。1963年，王常绮被分配至青海省中医院工作，如愿成为一名中医师、好先生，从此实现少年梦想，开启医学生涯，涉足灵兰玉室，也正是从那时起他便始终坚信:“把人民的疾病这个痛苦给解决了，这是个好事情。”

勇挑重担传佳话

1965年，由于当时青海省牧区布鲁菌病患者较多，为尽快遏制疾病传播，青海省卫生防疫站在全省范围内发出了“英雄帖”。王常绮虽然工作时间不长，但是由于基础扎实，勤奋敬业，被省卫生厅选拔调动至省卫生防疫站从事地方病防治工作。

尽管牧区生活困难重重，但当他目睹众多布鲁菌病患者忍受关节痛、低烧病痛时，心急如焚，全然忘记了困难，一头扎进患者中，为患者精心辨证施治，苦苦思索，寻求良方。在海南州和卡羊场，王常绮诊治了大量病人后发现，独活寄生汤加减对缓解患者关节疼痛有明显效果。由于牧区条件不便，熬制汤药不现实，但他和同事们得到了省防疫站和省卫生主管部门的支持，制作了独活寄生丸剂，免费发放给当地的牧民患者服用，并将这种丸药命名为“布病丸”，应用于治疗布鲁菌病，有效解除了众多患者的病痛，受到当地患者广泛赞誉和肯定。“布病丸”虽然不能根治这类疾病，但能有效缓解患者的临床症状，为中西结合治疗布鲁菌病进行了的积极尝试和有益探索。

1971 年 9 月，王常绮和同事代表省卫生厅去慰问驻扎在果洛州久治县的医疗队。他们从西宁出发到宝鸡，转车再到成都。从成都出发，翻越岷山，辗转汶川、理县、阿坝，搭乘过路的久治县医院的救护车才到达久治。仅从成都到久治 508 公里路，就走了整整三天。“上学时，生活不好，我们挖甜菜根、大头菜根吃，却也苦中作乐；参加工作初期，生活工作条件艰苦，可心里有股子干劲儿，就是给患者看病，我心里就不觉得苦。”彼时的艰苦岁月，淬炼了王常绮乐观、坚韧的性格。

20 世纪 90 年代初，王常绮担任青海省中医院内科主任期间，曾经遇到一位肺心病合并慢性心衰的住院患者，当时患者双下肢水肿明显，血压显著降低，难以回升，西药治疗虽然有效，但疗效难以维持，停药后血压又很快下降，水肿持续不退，心衰难以纠正。当时科室的一名老中医曾为患者开方治疗，但服药后患者病情非但没有缓解，反而逐渐加重，生命危在旦夕。身为当时的科室主任，王常绮闻讯后非常焦急，在完成一白天繁重的门诊工作后，不顾劳累，没有休息片刻，下班后便急忙赶往病房为患者诊治。在仔细诊察患者病情后，当机立断，力排众议，坚决主张应用参附汤回阳救逆，以挽救患者垂危生命。此时已夜幕降临，医院煎药室工作人员已经下班回家，没有办法为患者煎药，王常绮让人找来已经下班的中药房药师，破例为患者紧急抓药，取好药后便立即带领科室医护人员临时在办公室用电炉子为患者紧急煎药，用红丽参、附片浓煎后令患者频频服用。当时大家都疑心重重，西药升压药的疗效都难以为继，中药能有神奇之效吗？王常绮守在患者身边，亲眼看着患者分次频频服下熬好的中药。患者服完一剂中药后当天深夜便取得了令人难以置信的奇效，血压竟然神奇般地升高并稳定，尿量明显增多，水肿开始消退。直到这时一直坚守在患者身旁的王常绮才将紧锁的眉头慢慢舒展开来，大家也都不由地松了一口气，并由衷地敬佩王老挑战困难的勇气。此后王常绮连续三天为患者精心调整中药治疗处方，经过积极治疗，患者病情得到有效控制，水肿消退，心衰逐渐好转。经历这件事后，王常绮更加坚定了中医药治疗急症的信心和决心，同时逐渐积累了丰富的中医临床治疗经验，他曾多次坚定地说："谁说中医不能治急病？我就坚信中医可以。"此后王常绮用此法治疗类似患者多有疗效。但他并不满足于此，在临床实践中不断继续探索和完善治疗方法，在用参附汤治疗心衰患者时，加用一定剂量的琥珀粉用中药汤药冲服，取琥珀安神同时又有利尿之功，可有效增强利尿效果，以取得更为满意的疗效。

深耕临床六十载

1971 年 11 月，由于全省中医院临床医生紧缺，时炳魁、刘钧和王常绮先后从省防疫站回到医院。王常绮始终没有忘记"好先生"的初心，在中医内科的浩瀚海洋中徜徉，师从青海名医王慕康。王慕康从医生涯肇始于上海，他在青海省中医院建院之初从繁华都市来到西北边陲，成为青海省中医院的开拓者和奠基人。王慕康医学功底深厚，精通《脾胃论》，其学术思想既秉承了南方中医学派的学术特色，又融合了青海当地的地域特点，自成一派。王常绮跟随王慕康临证三载，伺诊左右，受益匪浅。王常绮得名师真传，并参编王慕康老中医临床经验与学术思想专著——《中医临证撮要》。王常绮出师后，不忘奋勉，毫不懈息，勤求古训，研读经典，重温《脾胃论》，自修西医，以求融汇古今，贯通中西。

1977 年，王常绮赴广西中医学院进修一年，学成归来，将脾胃病的中医诊治确立为医疗生涯的主攻方向，经反复实践，多方摸索，逐步形成诊疗脾胃病的学术思想及独特临床经验，对类风湿关节炎、癫痫等内科疑难杂症的诊治亦颇有建树。

王常绮认为《黄帝内经》是临床各科辨证论治的基础，尊崇《脾胃论》重要思想精髓，提倡久病多瘀论，强调辨病与辨证相结合，治疗中升降相因，寒热并用，补泻兼施，重视顾护胃气，从饮食、情志、精神方面加以综合调理。对于脾胃病的治疗，他认为应审证求因，虚是本质，滞是核心，补虚祛瘀是大法。治疗类风湿关节炎强调祛瘀活血，勿忘益气养血，搜风剔络，正气尚可宜大剂祛邪，注重固养肾气及矫正寒温偏盛。治疗癫痫时务必镇肝疏风，豁痰开窍，重镇安神，补益肝肾，标本兼施，在临床上均取得较好的疗效，深受广大患者的信任。

1984 年，王常绮光荣地加入了中国共产党，为人民服务的宗旨和成为“好先生”的初衷同频共振。1988 年被省卫生厅评为“全省卫生文明先进工作者”，1990 年被省卫生厅评为“人民的好医生”，1998 年，荣获“青海省人民的好医生”“青海名老中医”等称号，2002 年 7 月被省卫生厅授予青海省名医称号，2014 年被批准成立全国名老中医传承工作室，2017 年被国家人力资源社会保障部、国家卫生计生委、国家中医药管理局授予“全国百名名中医”称号。

倾囊相授重传承

王常绮医术精湛，宽厚诚恳，精通管理，善理人事，曾先后担任青海省中医院内科主任、医务科科长、业务副院长，作为全国第四批、第五批名老中医药专家学术经验继承工作指导老师，通过心传口授，临证指导，先后带出了一批优秀的学术继承人，目前都已成为临床上优秀的骨干人才。2016 年王常绮带领继承人将其临床经验精华整理、编辑成《王常绮老中医学术思想及临床经验》一书出版发行，以广播其临床经验，供后学者学习继承。

王常绮非常重视经典理论的学习，强调只有在继承经典的基础上才能做到中医理论的创新和发展，从而使中医学术保持旺盛的生命力。他认为，学习经典著作不仅要熟读熟记，还要深刻领悟经典的精神实质和内涵。王常绮主张，作为当代中医，要发扬这一优良传统，“发皇古义，融会新知”，在学习经典理论的同时，还要努力吸收现代科学研究成果，把现代科技的优秀成果融入传统中医理论，不断加以创新，才能焕发出生机和活力。青海省中医院脾胃病科主任医师齐洪军、湟中县中医院韩有吉、西宁市中医院艾军毅等王老的得意门生，如今都成了各自医院的中流砥柱，为更多的患者解决病痛，送去健康。

成长于齐鲁大地、梦想实现于青藏高原的王常绮，骨血里的乐观豁达总能让患者感受到来自他的暖意。立志成为一名“好先生”的志向一直指引着他坚定地为青海中医药事业发展奉献青春年华。一名共产党员的初心使命，长年坚守，谱写了一曲六十载如一日为民服务的赞歌。如今耳聪目明的王常绮仍然卷不离手，不仅“饱学”，而且对患者心存“敬爱”，以《大医精诚》为行医准则，始终践行和秉持医者仁心、医乃仁术的职业操守，传道授业而诲人不倦，立足高原而无怨无悔，坚守初心而痴心不改，为青海高原中医药事业发展继续贡献更大力量。

悬壶为民　济世行医

——记全国名中医邓尔禄

立足本职，开拓创新

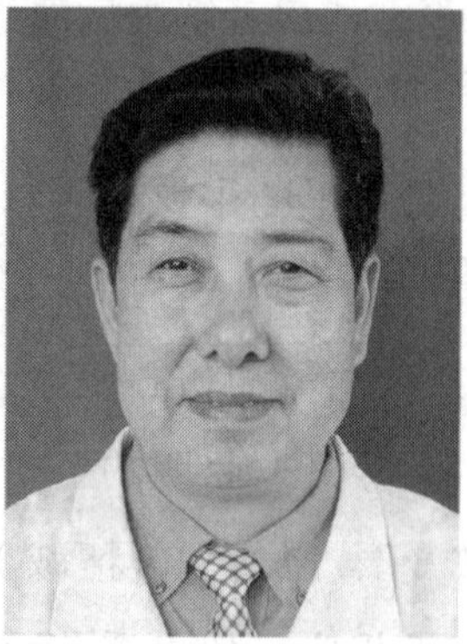

邓尔禄，男，1943年9月出生，青海省湟中县通海城中人。青海省中医院内科主任医师，全国名中医，青海省医学首席专家，首批青海名中医，全国500名名老中医专家之一。全国第三、四、五、六批名老中医药专家学术经验继承工作指导老师。2011年国家中医药管理局批准成立了“邓尔禄全国名老中医专家传承工作室”。曾担任青海省中医院业务副院长、内科主任，青海省中医学会第七届理事会秘书长、第八届理事会副会长兼秘书长、第九届理事会副会长。中华中医药学会第三、第四届理事会理事。2003年青海省卫生厅任命其为全省非典防治领导小组专家组成员，中藏医组专业组组长。天津中医药大学、成都中医药大学硕士研究生导师。他扎根青海高原，从事中医、中西医结合内科临床、教学和科研工作50余载。他博览医籍，熟通医理，博采众长，临床经验丰富，医术精湛，擅长运用经方，并结合时方，治疗急慢性肾炎、慢肾衰竭、慢性支气管炎、慢阻肺、肺心病、心律失常、萎缩性胃炎、肝胆病、风湿类风湿病、男性病等内科疑难重症。在长期的临床实践中，形成了自己独特的诊疗思维和辨治特色，集各家之长，自成体系。20世纪80年代初，率先在青海开展了中医高原病理论研究和临床创新性研究工作。他立足高原，依据青海高原低氧、寒冷、清气不足、燥气偏盛、气虚血瘀的特点，发挥中医特色优势，在临床上积累了宝贵经验。尤其是肺心病急性发作期合并多脏器衰竭、难治性肺心病的证治规律的研究取得了成效，疗效优于单纯西医的水平。肺心病的咳喘、水肿为其主症，起初病位在肺，久则累及心、脾、肾，后期病属重笃，五脏俱虚，是正虚邪实、虚实夹杂之证。气虚、痰浊、血瘀之证较内地明显，缺氧及高黏滞血症程度较内地严重，大多进行性加重。在治疗上，根据高原特点，重点突出温阳益气、养阴润燥、涤痰行瘀，佐以纠黏的治疗原则，取得了满意的疗效。①温阳益气、涤痰行瘀是治疗本病重要而有效的方法。②高原燥气偏盛，根据“燥者濡之”的原则，用药既要益气，又不致过燥伤阴。③高原肺心病患者血液黏稠度高，气虚血瘀之象突出，重点施以益气通络化瘀之法，纠正高黏滞血症。

立足科研，加强专科建设

在总结以往中医、中西医结合治疗慢支、慢阻肺、肺心病经验的基础上，对咳、喘、痰、瘀、虚的病理环节进行了探索，成功地研制了温肾扶阳、补肾纳气、温散化浊、健脾化痰、益气行瘀、内病外治、内外合治、冬病夏治等系列方药，创制了慢阻通气胶囊、皂荚涤痰胶囊、参蛤纳气合剂、抗病毒合剂、参蚧河车胶囊、咳喘膏（穴位贴敷）、风寒感冒饮、风热感冒饮、加减柴胡饮、风寒咳嗽饮、风热咳嗽饮、温散平喘合剂、清热化痰饮等院内系列中药制剂，用于临床，疗效显著。

1. 肾病研究

肾脏病尿毒症临床研究取得明显的成效。目前，国内外对该类疾病的治疗尚缺乏理想的药物和方法。邓尔禄主任长期致力于中医肾病的研究，1988年在中国中医研究院第二期全国中医研究生班深造期间，跟师著名中医大家方药中、全国中医肾病专业委员会主任委员时振声教授二年时间，受益匪浅。慢性肾炎、尿毒症、肾病综合征是内科临床最为难治之症，邓尔禄主任在临床采用中医辨证施治为主，辅以西药治疗，疗效较好，延长了患者存活年限，减少了病死率。在降低肌酐、血尿素氮、消除蛋白尿、提高免疫力、减少激素副作用等方面积累了丰富的临床经验。肾病综合征采用中药加激素或加免疫抑制剂的中西医结合多联疗法治疗，疗效较好，优于单纯中药或西药激素治疗。在应用多联疗法的同时，合理应用益气温肾滋阴和活血化瘀化湿中药，可加快水肿消退及肌酐等代谢产物的排泄，能减少激素减撤过程中出现的反跳、复发等副作用。通过挖掘传统医学经验，摸索出了一套独特的治疗手段，打破常规，独辟蹊径，因人而异，辨证施治，内服外用相结合，辅以饮食调养，采用标本同治、清补兼施、扶正祛邪、平衡阴阳、综合施治的方法，取得了满意疗效。

（1）根据不同证型创制系列纯中药制剂，如肾炎灵胶囊、强肾丸、肾炎消蛋白方、肾炎血尿方、尿毒灵胶囊、温肾泄浊胶囊、温肾解毒胶囊、肾衰Ⅰ号胶囊。

（2）中药穴位外敷。

（3）中药肾区离子导入 1、2 号方。

（4）中药结肠保留灌肠，如肾衰Ⅰ号灌肠液、肾衰Ⅱ号灌肠液、清氮Ⅰ号方、清氮Ⅱ号方。

（5）饮食治疗。

（6）心理调养。

以上诸法综合运用，对各类肾炎、肾病综合征、氮质血症、慢肾衰竭、肾积水等肾脏病，疗效独特，有效率高。除可促进血液循环、提高免疫功能外，还可有效地消除浮肿、蛋白尿、血尿，降低血肌酐、尿素氮等，改善临床症状，克服长期服用激素所产生的副作用，尤其对血透患者可逐渐减少透析次数。

2002 年全省中医肾病特色专科经卫生厅评定批准正式挂牌。

2. 胃病研究

慢性萎缩性胃炎被认为是癌前症变，迄今尚缺乏理想的防治药物。邓尔禄主任从20世纪80年代开始进行临床研究，并探讨了高原地区中医药证治规律，摸索出了系列方药，使中医药治疗肠上皮化生尤其是不典型增生的效果明显提高，并能使某些癌前病变发生逆转。自拟健脾养胃汤治疗慢性萎缩性胃炎临床204例，治疗前后胃镜、胃黏膜活检对照，有效率为88%，腺体萎缩由44.4%转变为17.1%，表明胃黏膜腺体萎缩的病理改变部分是可逆的。肠上皮化生治疗亦取得了良好效果。

3. 肝病研究

从20世纪70年代始，邓尔禄主任就对黄疸、肝硬化腹水、乙肝进行了临床探索研究，遵照肝病湿热、郁、瘀、毒的发展过程，认识到肝硬化的病因有三：情志抑郁，肝气郁结；酒食不节，嗜酒过度；感染邪毒，久入肝络。本病基本病机是浊毒内蕴，气滞血瘀，毒入肝络。而肝气郁结，络脉阻塞，水湿内停，血瘀肝硬，损及肝肾，是本病的基本病理变化。因此，治疗本病宜采取化浊解毒为主，兼以疏肝、祛瘀、利水、健脾、补虚之法。经不断探索，创制软缩肝脾、调节人体蛋白比例和治疗乙肝的系列方药，提高了肝硬化和肝硬化腹水中前期患者的治疗效果。病人自觉症状改变较快，乙肝病毒血清标志物转阴率高，消除腹水、退黄疸快，在改善和恢复肝功能、增加免疫功能等方面显示出中医药的明显优势。

4. 防治疾病，硕果累累

在第三次高原医学科学综合考察中被授予青海省科学技术进步奖三等奖。主持完成了第三次高原医学综合考察课题“不同海拔梯度中医征象观察”，获全省医药卫生科技二等奖；主持完成了“中西医结合辨证分型治疗慢性肺源性心脏病的临床研究”省级科研项目，获1984年卫生厅科技成果二等奖；主持完成了“中医药治疗高原急性呼吸道感染临床研究”省科技成果项目，获1988年省科委科技成果证书；“参蛤平喘胶囊”“参蛤河车胶囊”的新药研制获科技成果证书（1999年、2000年）；创制了慢阻通气胶囊、皂荚涤痰胶囊、冬病夏治三伏贴咳喘膏（穴位贴敷）、参蛤河车胶囊、参蛤纳气合剂、感冒套餐、尿毒灵胶囊、强肾丸、肾炎蛋白尿方、慢肾衰中药灌肠液等院内中药特色制剂30余种。这些临床实践及成果，极大地推动了中医院专科专病的发展，突出了中医特色优势。

作为共产党员、内科主任、内科党支部书记、业务副院长、省中医药学会副会长兼秘书长，身兼数职，在医院党委的领导下，始终保持和发扬共产党员的先锋模范带头作用，出色地完成了党交给的各项工作任务。他兢兢业业，潜心钻研，废寝忘食，忘我工作，把毕生精力都奉献给了自己热爱的中医药事业。

言传身教，育人立国

在担任青海省中医学会第七届、第八届、第九届理事会副会长、秘书长期间，学会在省卫生厅、省科协和省中藏医药管理局的领导下，在省医药卫生学会联办的大力支持下，理事会贯彻学会宗旨，坚持正确的办会方针，充分发挥学术团体的桥梁作用，带领全体会员，团结广大中医药工作者，各项工作取得了显著成绩。广泛开展学术交流，在活跃学术思想，提高学术质量，推动中医药科技进步方面发挥了积极作用。多层次、多形式地开展学术活动，每年组织召开全省大型学术活动1～2次。开展医学继续教育，举办各类学习班、专科专病学术会议和学术讲座，涉及学科广，实用性强，介绍学术进展，更新专业知识，推广科技成果，深受专业人员欢迎。多年来学会组织省级医疗单位知名专家教授到各州县中医院开展学术讲座，推广适宜技术，进行大型义诊活动及病房查房、疑难病讨论等，深受基层医务人员的好评。这些举措，宣传了中医药文化，提升了中医药在当地老百姓中的影响力。省中医学会受省中藏医药管理局的委托，在湟中卫校连续十余年每年举办全省乡村医生中医培训班，选派省级医院有丰富临床经验的中青年中医专家担任讲课任务。通过培训，学员们初步奠定了较系统的中医临床基础，为基层医疗保健网络培训了中医人才，收到了良好的社会效益，为推动青海中医药事业繁荣和发展做出了贡献。2003年9月21日，经中华中医药学会第四次全国会员代表大会通过，青海省中医药学会被评为“先进中医药学会”，邓尔禄同志被评为“先进学会干部”。

以身作则，冲锋在前

2002年11月出现非典病例后，党和国家领导人非常重视，倡导中医中药积极发挥作用，作为省中医学会副会长兼秘书长、中医院业务副院长的邓尔禄，立即投入到防治非典的第一线，2003年青海省卫生厅成立防治非典领导小组专家组，邓尔禄为专家组成员，并担任中藏医专业组长，主要职责是非典病人和疑似病人应急救治中藏医药处置的技术指导和业务咨询。

非典疫情发生后，省中医院积极组织中医参与非典的治疗，从中医找思路、找方案、找办法，中西并重，发挥了中医治疗非典的优势，取得了可喜的疗效。非典属于温病，中医辨证应从卫气营血和三焦辨证入手。在国家中医药管理局中医治疗非典方案的基础上，邓尔禄带领青海省中医专家根据青海高原特点制订了青海省实施方案，通过中医学会下发到各县参考施行。在党和政府坚强领导和医疗卫生部门的努力下很快战胜了非典疫情。邓尔禄被青海省卫生厅、省人事厅、省中藏医药管理局授予全省抗击非典先进工作者。

在职厉治，敬业布道

十余年来邓尔禄主任仍扎扎实实工作在高原临床工作第一线，仍坚持一周5次名老中医专家门诊，临证时恪守医德规范，仁心仁术，态度和蔼，认真细心诊治，并进行健康养生知识宣教，得到广大群众的认可和赞誉。带教天津中医药大学、成都中医药大学硕士研究生9名，全国名老中医专家师带徒出徒9名，本院及青海省中医师带徒优秀人才8名，及2017、2018、2019年规培医师、进修医师20余名，为青海省中医事业的传承和发展做出了较大的贡献。在省级以上学术期刊发表论文40余篇，主编临床专著《邓尔禄内科常见病证中医特色疗法经验集》一部，组织编写《青海省乡村中医手册》一部。

无私奉献，誉满杏林

1989 年、1990 年连续 2 次被评为青海省卫生厅优秀共产党员。1993 年被省直工委授予优秀党务工作者。连续十余年被评为省中医院先进工作者、优秀党员、优秀党务工作者。2001 年被中国中西医结合学会授予“中西医结合贡献奖”。2018 年省中医院建院六十年大庆时荣获“省中医院杰出贡献专家奖”。所领导的内科党支部 3 次被授予省直工委先进党支部称号。2022 年被评为“全国名中医”。

平乐正骨到高原的传播者

——记青海省名老中医郭焕章

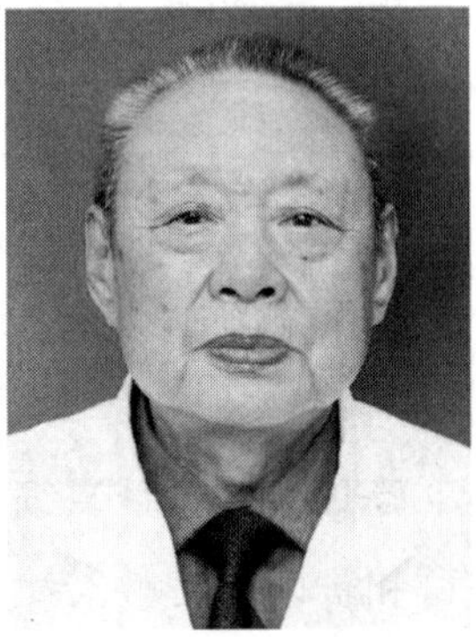

在省城西宁，普通老百姓跌打损伤后常常会使用一种青海省中医院的自制膏药，坊间传闻渐渐成为一种类似于金庸笔下著名的黑玉断续膏一样的奇效。故青海省中医院骨伤科门诊每天都会遇到家属替受伤的家人开膏药的一幕：

“大夫，你们医院有一个黑黑的，敷上就不疼了，肿就消了的一种药。”

“大夫，快快给我开一下你们医院的黑膏药，我急用。”

当门诊医生进一步询问病情时，家属常常回答：“我们大人、小孩都用过，我赶时间，您赶紧开上，我们知道怎么用。”

这里提到的黑膏药就是在郭焕章老专家带领下结合平乐正骨技术总结而成的诸多非常有效的医院自制药品之一。

平乐正骨传人郭焕章，字聚奎，男，汉族，河南省洛阳市孟津县平乐村人，生于1927年11月，卒于2020年7月17日，享受国务院政府特殊津贴专家，为省级名医、省级医学首席专家。为已故著名老中医骨伤科专家郭均甫之侄。

郭焕章先生生于世代业医家庭，自小耳濡目染。1944年随叔父背井离乡，从河南洛阳来到西北兰州，系统学习郭氏正骨理论、骨伤科手法和内外药物，并亲自炮制祖传的方药等。1954年离开叔父，只身一人来到青海。当时青海解放不久，经济比较落后，医疗卫生事业尚待建设，中医正骨几乎是个空白。面对这种局面，郭焕章先生自己且喜且忧，喜的是一技之长有了用武之地，忧的是自己学业不深，重担难负！经过上级考核，1954年12月，郭焕章先生开办了青海省第一家私人中医正骨诊所，为宣传中医正骨做了一些积极的工作。郭焕章于1956年担任青海省西宁市苏家河湾医疗保健站站长。1958～1961年在青海省西宁市公安局收容所任中医师，1961年调到青海省中医院。

郭焕章先生是青海省中医院成立后的第一批中医工作者之一，在他的带领下，省中医院在建院初期即创建了全省第一个中医骨伤科。在之后的60余年临床工作中，先生参与研制青海省中医院骨伤科常用的制剂，如外用膏药、二乌膏、消定膏、接骨膏、金毛狗脊酊、损伤胶囊、补肾止痛丸、舒筋丹等，临床应用效果良好，深受患者好评，特别是损伤胶囊1、2、3号，其处方已被《中国药典》收录。青海省中医院骨伤科继承了洛阳郭氏正骨的精华及中医治疗骨折的优势，并在此基础上进行了创新。经过几代人的努力，青海中医骨伤科从无到有，从小到大，现如今青海省中医院骨伤科已成为青海省特色专科和省级名科。

郭焕章先生是一名师承家业并刻苦努力自学成长起来的中医骨伤科医师，几十年如一日，兢兢业业，竭智尽力，治愈了成千上万的骨伤病人，解除了患者的痛苦，影响深远，成为青海省西宁市家喻户晓的正骨名家。郭焕章老专家刻苦钻研医道，终守初心。老专家始终以传统的中医理论和家传正骨经验为基础，博采众长，在临床实践中继承和发展了用手法治疗骨伤科各种疾病的技能。在辨证施治中，主张局部与整体统一，内外并治，筋与骨兼治，动与静结合，进一步丰富了摸、接、摩、端、提、按、推、拿正骨八法的内容，为发展中医骨伤医学做出了不懈的努力。

郭焕章先生曾任青海省中医院骨伤科主任，兼任中华全国中医药学会青海分会骨伤科学会主任委员、中华全国骨伤科学会理事兼学术部副部长、全国骨伤科外固定学会常务理事、《中国骨伤》杂志顾问、《中国中医骨伤科杂志》编委、光明中医骨伤科函授学院顾问。郭老 1990 年被评为全国第一批老中医药专家学术经验继承工作指导老师，是享受政府特殊津贴的国家级专家。

郭焕章时刻提醒弟子，“大医为业，以国为重，医者行业，以患为急”。他一生秉持医者仁心，以播散大爱于高原为使命。郭焕章先生对待工作、对病人极其认真负责，一丝不苟，精益求精。他上门诊，从未限过号，也从未按时下班，无论何时何地，他总是第一个赶到，亲力亲为，言传身教，给身边的年轻人留下了深刻印象，树立了学习的榜样。先生桃李满天下，培养徒弟多名，也十分重视下一代的培养，两个儿子从医学院校毕业后，从事家学，继承父业。

郭焕章老专家时常教导学生，中医是祖国的传统医学，源远流长，自己又习祖传医道，一直对中医在医治疾病上的作用十分重视。当然，中医学是要尊重传统，但也不能故步自封，排斥异己。正确的做法应该是“古为今用，洋为中用”，发扬中医而不忽视西医，这才是一个现代中医医务工作者应有的正确态度。道理很简单，博采众长，才能有所进步。随着现代科学技术的飞速发展，各种先进设备不断出现，中医正面临着严峻的考验，每一个中医工作者务必保持清醒的头脑，切不可被一些表象蒙住眼睛。现代知识要学习，中医的传统更要继承发扬。

郭老说，行医治病要遵循科学的法则，治学一定要严谨，要善于总结经验，留给后人一些有价值的东西。郭老几十年来撰写了很多学术著作，也应邀讲授过有关正骨方面的知识和技能。不论是讲学，还是著书，向来认真对待，从不马虎，生怕谬论流传，贻误后人。特别是中医学博大精深，他担心自己涉猎不广，钻研不深，因而时时提醒自己，要虚心求教，不耻下问，自己是这样想的，也是力争这样做的。在著书方面，坚持实事求是，用心体会，反复验证，比较能代表他学术思想的是《伤科一百方》《手法为主治疗急性腰扭伤 184 例》《骨髋扭伤 113 例分析》等 30 余篇论文。

郭老经常说，中医事业是一项需要继承与开拓性的事业，继承是因为我们的前辈留下了丰富的宝贵财富，没有继承就没有发展，但继承并不是盲目照搬，需要吸取精华，为社会服务，开拓是因为有许多新的领域需要探索！郭老说，他在当年创办骨伤科诊所时，顾虑是很多的，要让人家相信你，你就要拿出点像样的东西来。在那一段时间里，他既努力学习运用先辈的正骨经验，又认真借鉴一些当时行之有效的技术，所以学习的过程也是一个借鉴的过程。振兴中医，人人有责，他认为每一个中医学者都应该有继承与开拓的责任。在振兴中医事业上，郭老认为应该抓好这么几件事：一是开设各种类型的培训班、轮训班，提高医疗水平；二是整理出版经典著作，有些翻译成白话文，便于人们学习；三是给有经验的老中医创造传授知识的机会，允许他们自传自带；四是从上到下只要条件许可都应设立中医医院或中医门诊；五是继续开办中医班、西学中班，在学术上互相渗透，摒弃重西轻中的观点。

郭焕章老专家始终严于律己、甘于奉献，老先生为自己立下一个规矩：送礼不要，请吃不到，自己不收家人也不准收。他是这样说的，也是这样做的。在他的教育带动下，他的孩子们与他一样淡泊名利，兢兢业业做着本职工作。这就是郭焕章先生，一位救死扶伤、使无数的骨伤患者摆脱困厄的人；一位把普通的民间正骨术发扬光大，使洛阳正骨成为我国骨伤学界主流学派的人。他在医学界取得过无数荣誉，曾经沧海难为水，除却巫山不是云。从他口中说出的话，竟是那么的平淡、朴实和谦逊，这样的一位老人怎能不让人肃然起敬？

高山仰止，人淡如菊。

斯人虽已去，但老专家给我们留下宝贵的精神财富和技术经验，福泽后人！

孟津正骨泽高原，
二消乌膏济河湟。
补肾接骨续传承，
仙归鹤驾福永留。

杏林春雨润无声

——记胡国栋无私奉献的一生

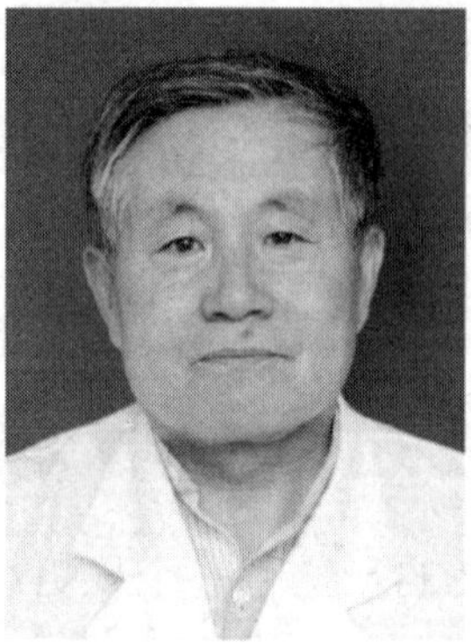

胡国栋主任医师，几十年如一日，以良好的医德医风、精湛的医术和救死扶伤的人道主义精神为青海人民所称赞。胡老祖籍吉林省长春市，是我省著名的中医妇科专家，1986～1996年任青海省中医院院长，青海省中医学会常务副理事长、理事长，为享受国务院政府特殊津贴专家。

妇科临床方面

胡老从事中医妇科专业近50年，在中医妇科临床工作上，具有丰富的临床经验，对妇科病辨证论治有自己独特的见解，临床疗效显著。他对中医内科疑难病证亦颇有心得，主张治病务求其本，以调脏腑之气为重，而调肝尤为首要。他认为妇科病多隐微，必须详问细察，诊断确切，灵活用药，方可收到良好的疗效。

崩漏案例

李某，女，42岁，西宁市人，已婚。初诊日期1995年4月20日。

主诉：月经已净10天，因事与邻居发生争吵，前晚阴道出血大量不止。现血量不减，血鲜红，伴有头痛、心烦、口苦。既往体健，无病，月经正常。脉弦数有力，舌红苔黄。

病情分析：素健之躯，情绪过激，大怒伤肝，肝火内积，火扰冲任，阴血失守，遂成崩中。血红、量多为邪热迫血妄行之征。证属急崩，法当塞流，以平肝清热、凉血止血法治之。

处方：煅龙骨30g，煅牡蛎30g，白芍15g，黄芩10g，栀子10g，生地黄15g，丹皮10g，仙鹤草15g，棕榈炭15g，地榆炭10g，乌梅炭10g。3剂，水煎服。

二诊：药后血减大半，头痛、心烦、口苦均减，稍有恶心，脉弦稍数，舌红，苔薄黄。药已对证，效不更方，上方加竹茹10g，继服3剂。

三诊：血已止，诸症均减，脉弦不数，舌红苔薄。治以疏肝解郁，养肝和营。

处方：丹皮10g，栀子10g，柴胡10g，当归10g，白芍15g，炒白术10g，茯苓10g，薄荷6g。

科研方面

胡老在1989年赴日本参加中日友好医学交流活动中任团长，其间负责认真，用渊博的知识将中医学更好地推向世界。

此外，还他亲自主持和参与药王五补口服液、高红症防治等科研攻关项目。药王五补口服液是在唐代医学家孙思邈《备急千金要方》所载名方“补丸”的基础上研制而成的中药复方制剂，临床及药效学研究证明其具有明显的抗疲劳、抗缺氧、延缓衰老的作用。胡老临床经验方“参芪阿胶煎”，采取科学的方法提炼精制成纯中药制剂，具有健脾益气、补血养心、滋补肝肾、养血益精、治疗贫血的作用。该制剂服用方便，无明显毒副作用，经临床观察，效果满意。

医风医德方面

一切从病人利益出发，对待病人如亲人。实行个体化的诊断治疗。来医院求诊者老人优先，特困者免诊费。因七情致病者除药物治疗外，还辅以心理安慰，言语开导。远道而来者尽量给予加号。他用药合理，保证疗效，尽量不用价格昂贵药品，以减轻病人负担，处处为病人着想，受到群众的称赞和信任，在患者中享有良好的声誉。他还曾先后获得省部级科技成果一、二、三等奖，发表论文十余篇，记经验、心得体会六十余万字，1995 年被评为全国卫生系统先进工作者，先后当选区、市、省三届人大代表。胡老退休以后，仍继续献身于他所热爱的中医妇科事业，在不同的地方坐诊，为更多病人解除病痛。

扎根青藏高原医学科研事业 践行中医药科学创新之路

——记中藏药科学创新研究专家姜平

有这么一个人，一生孜孜不倦，青春与热血都无私献给了中藏药科研事业，扎根青藏高原，一心践行为高原人民健康服务的初心，他就是青海省中医院中医药研究所原所长、享受国务院政府特殊津贴专家——姜平。

艰苦年代目标坚定投入医疗事业

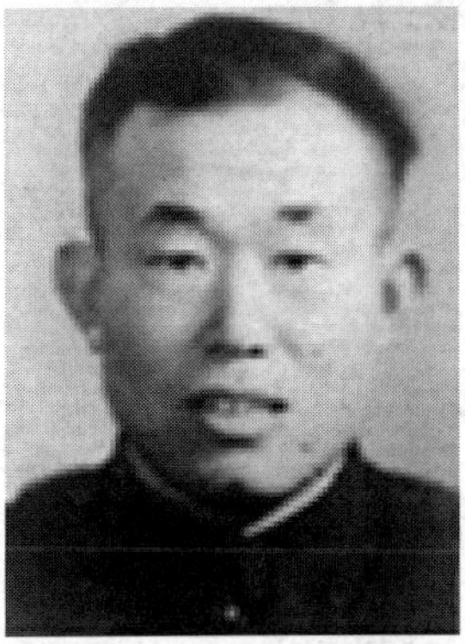

1934 年，姜平出生在江苏淮安下辖的一个小县城，在艰苦的年代，他用信念和毅力坚持完成学业，并于 1957 年考入了当时的南京医学院医疗系。凭借优异的成绩，1961 年进入中国协和医学院学习药理学，1962 年 9 月～ 1970 年 1 月在北京中国医学科学院药物研究所药理室任实习研究员。1970 年，相应国家号召建设大西北，因此奔赴青海省基层，开展医疗卫生工作。他先后任青海省都兰县卫生防疫站站长，青海省药品检验所助理研究员。1984 年 3 月由省药品检验所调入省中医院中医药研究所，1991 年任研究所副所长，1993 年任研究所所长，主持完成了多项科研工作，在高原病防治研究和中藏药开发方面取得了卓越的成绩，为享受国务院政府特殊津贴专家，并入选《中国当代名医辞典》《中国当代高级医师传略》。

一心向党践行为人民服务

看到过艰苦年代民众的辛酸苦楚，又亲眼看到共产党领导人民一步步走向独立和繁荣富强，姜平深知这一切来之不易。早在他少年时期，他的父亲经常说：“是共产党救了我们，一定要听党的话！”新中国成立后，他父亲多次鼓励姜平要好好学习，早日加入党组织。入党这件事顺其自然就成了年少时期的目标，努力学习便有了动力。同时他还有热心肠，不仅乐于助人，而且善良勇敢。1954 年，还在读中学的姜平，就光荣地加入了中国共产党。

在毛泽东做出“把医疗卫生工作的重点放到农村去”的指示时，姜平也积极响应“6·26 指示”的号召，成为当时就职的研究所里唯一一位报名参加“6·26 医疗队”的成员。在组织批准后，担任“6·26 医疗队”第十五分队长，马不停蹄赶赴目的地，把自己的青春和热血，奉献给医疗卫生工作，践行为人民服务的初心。

拜别升迁开展一线科研工作

1970 年，姜平满怀激情，带领队友奔赴青海省基层开展医疗卫生工作。基层医疗工作充满艰辛，专业技术人才匮乏，医疗技术人才配备不齐；医疗风险大，基层医疗机构设备陈旧、老化。姜平带领队友克服困难，分析状况，不畏艰苦，解决问题，一干就是 3 年。

在都兰县完成 3 年的防疫任务后，姜平被提拔为青海省药品检验所副所长。长期的基层工作，让姜平了解到青海省人民严重缺医少药的状况，常常陷入沉思，夜不能寐，思考如何解决人民群众的医疗保障问题。半年不到，姜平毅然决然辞去副所长职务，申请去青海省中医药研究所开展一线的科研工作。

手不释卷沉淀精神沃土

俗话说：“智者乐水，仁者乐山。”受家庭熏陶，也得益于长年累月爱钻研、勤学苦读养成的习惯，阅读早已如一日三餐般地融入了他的生活。姜平家中的书架早已摆满，《黄帝内经》《伤寒杂病论》《藏药志》《高原医学》《青海高原本草概要》等千余种书籍，但这位耄耋之年的老人觉得这些书还远远不够，经常从书店买来最近喜爱的书。姜平早已把学者的态度和精神刻进骨子里，用有限的人生追求着无限的知识，在探求真理的道路不断前进。

苦心孤诣硕果造福一方

我们都知道，低海拔地区的人突然进入高海拔地区，会产生高原反应。高海拔地区气压低，氧气浓度低，如果旅行者进入，海拔升高过快，身体无法适应气压、氧气的快速变化，就会产生头痛、疲倦、眩晕等身体反应。

1986 年，姜平做了著名的“憋死鼠”实验：向两组小鼠分别灌服狭叶红景天浸膏和盐水，看哪组小鼠在缺氧窒息环境中先闷死。报告显示，红景天组的小鼠平均死亡时间为 15.43 分钟，而盐水组的小鼠平均死亡时间为 10.84 分钟。红景天组小鼠濒死时多挣扎约 5 分钟，被当作了红景天增强缺氧耐力的证据。

在后期研究中，他从系统收集整理历代医籍、民间验方入手，对其中多种中藏药开展实验研究，历经多次失败，利用现代技术和方法进行分析，不断改进提取方法，终于将红景天苷提取成功，并以红景天苷为基础，带领青海省中药研究所和青海省体育科学研究所共同研发出“三力饮料”，该项目获“国家体委科学技术进步奖”及“《中国体育报》运动饮料开拓奖”。

红景天相关的研究，只是姜平进行的众多科学研究的一项。在长年累月、乐此不疲的科研研究中，其成果可谓硕果累累：1987 年“青藏高原医学综合考察”获国家科技进步三等奖，1990 年“高原低氧环境与气虚血瘀证关系的研究及高原中药防治气虚血瘀证疗效分析”获部级三等奖，1991 年“红景天运动保健饮料的研制”获国家体委四等奖，1990 年 4 月“三力饮料的研制”获国家体委银奖等多项省部级科技成果一、二、三等奖，为开发和利用中藏药资源做出了贡献。先后在医药刊物上发表专业论文 50 余篇，译作 10 余篇。参编了《中国藏药》第一卷《药理作用》(编委之一)，主编了《高原医学研究》，并负责《人在青海高原》一书中《药物》的编写。

坚韧、无私，就是姜平高原医者的科研精神。姜平同志带领团队数十年坚持在高原潜心研究的这些成果，是青海中医药人最真实、最笃志的表现，也是青海中医药人赤心向党最有力的佐证。

灵机活法　重视古见

——记省级名医张翼主任医师

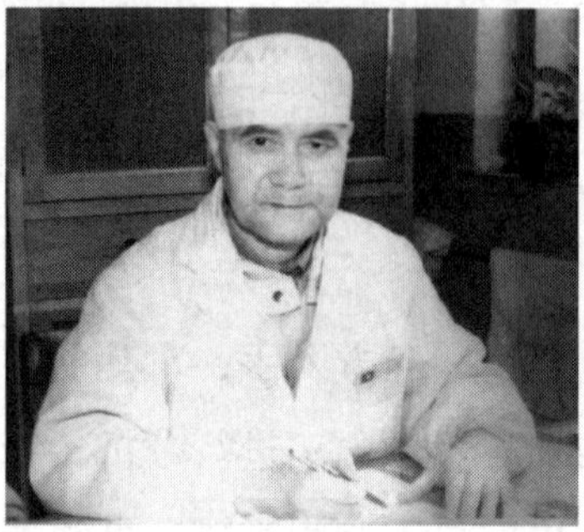

张翼主任医师，1955年毕业于兰州医学院医疗专业，从事西医内科15年，1970年后改而从事中医内科。他擅长中医内科之郁证、心血管疾病、脾胃病及内科疑难杂证，兼涉中医妇科、皮肤科、五官科等疾病。1980年被评定为中西医结合主任医师，1993年批准为享受国务院政府特殊津贴专家。他是青海省颇有声誉的名老中医。

张翼曾任青海省医学科学研究所所长、青海省中医院院长、卫生部医学科学委员会委员。张老对中医学理论造诣很深，对《内经》《伤寒论》《金匮要略》《温病条辨》《神农本草经》以及金、元、明、清各家学说，均有深刻钻研，尤其擅用《金匮要略》《温病条辨》诸方，临证灵活应用，往往效若桴鼓。他反对把中医分为“温补派”“寒凉派”等门派，主张不要存在中西门户之见，一切以治疗病人为主，为提高疗效融汇各家之长。

张老的学术思想及治疗经验有以下特点：

1. 西医辨病与中医辨证相结合。

2. 善治郁证，重视百病兼郁之古见。

3. 提出肺心病难治的关键是痰火胶结下呼吸道。

4. 治疗中圆机活法，善于变通引申。

5. 妇女有月经和孕育的特点，在解剖上有胞宫（子宫）、胞脉，在生理上有月经、胎孕、产育、哺乳等功能，这些功能都是通过脏腑气血、经络的作用而产生的。脏腑是生化气血的源泉，气血是月经、胎育、乳汁的物质基础，经络是运行气血的通路。其中肾、肝、心、脾四脏和奇经八脉中之冲、任、督、带四脉在妇女生理和病理上有重要的作用。

6. 老年病善用补法。进入老年后，出现脑、心、内分泌、运动、消化功能等方面的生理机制衰退，出现心脑血管疾病等，这些疾病的发生均与肝肾不足，髓海空虚，天癸将竭，肾之阴阳失调有关，治疗应予调理肝肾。通过大量临床观察，总结治疗经验，吸取其他医家之长，他创制滋补肝肾方——肝肾得效方。

7. 治病因地因人而异，重视调理气机。青海地处高原，平均海拔 3000 米以上，空气稀薄，气候干寒。他认为高原居民阴常不足，因此，治疗中非常重视补阴。对老年病，重视滋补肝肾。对外感燥咳，应养阴润肺，以经验方“加味桑杏汤”治愈许多高原燥咳。

8. 喜用药对。“药对”是前人治疗经验之结晶，是方剂学发展中的产物。张老处方时，经常双药并书，寓意两药之配伍应用。其有起到协同作用者，有互消其毒副作用专取所长者，有相互作用产生特殊效果者，并推崇《施今墨药对》。

勤求古训　博采众长

——记张光茹主任医师

张光茹主任 1983 年毕业，在青海省海北州任教四年。1987 年调入青海省中医院。从医三十余载，在治疗郁病等疑难杂病方面有着丰富的临床经验，是较早提出辨病与辨证相结合的中医临床专家。曾担任中华精神病学会青海分会副主任委员，中华中医药学会青海分会委员，青海医学会身心医学分

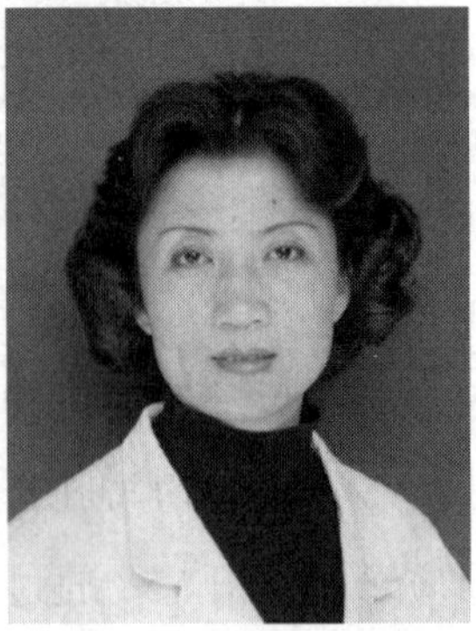

会委员。她被国家中医药管理局遴选为全国名老中医张翼学术继承人。通过数年潜心跟师学习，张光茹在治疗郁病、老年痴呆、帕金森病、癫痫方面收获颇丰。总结张翼学术思想，撰写了《张翼治疑难杂症》著作。天道酬勤，张光茹凭着坚定的毅力和“勤求古训，博采众长”的学术信念，通过30余年的临床历练，积累了丰富及独特的经验，中医、中西医结合临床技能和研究能力越发炉火纯青，2004年成为享受国务院政府特殊津贴专家。

从医30余年，张光茹始终坚持中西医结合理念。以西医辨病，结合中医辨证，以四大经典为理论基础，指导临床诊疗工作。她善治郁病，重视百病皆兼郁之古见，郁病形成以肝为核心，提出“郁火”概念，拟定加味解郁合欢汤、合欢头痛方、半夏合欢汤等。2010年，解郁合欢汤治疗高原抑郁症的临床研究课题验证了中药解郁合欢汤治疗抑郁症的疗效与安全性。

她善治疑难杂症，治病因地因人而异，重视调理气机。对慢性高原病的中医病机认识较深，治疗中重视补阴。经过长期临床实践，形成中西医结合治疗和康复同步、药物治疗与心理治疗并举的独特治疗方法。对脑血管病采取综合性个体化的治疗，提高了临床治愈率，降低了致残率及死亡率。在中风病的防治及康复方面，突出传统中医特色疗法，结合现代医学治疗技术，对中风病的不同阶段采取不同的治疗方法。对老年认知障碍有自己独到见解，年门诊量达五千余人次。

张光茹主任是张仲景所倡导的“勤求古训，博采众方”的忠实实践者。上自《内经》《难经》，下及清代叶、薛、吴、王和近代名家之著述，无不博览。她对《伤寒论》和《金匮要略》做过深入的研究，从中领悟辨证论治的思想和方法。对张景岳的《类经》十分推崇，认为该书彰明经义，有很多精辟的论述，对临床具有重要指导作用。她很留心前人的医案，认为这是实践的记录，可窥视医家之功力、临证之心法。

张光茹主任胸襟博大，视野开阔，治学兼收并蓄。她平时注意搜集民间验方，从中汲取丰富的营养。她的处方不拘一格，常常应用一些民间验方，出奇制胜，往往收到意想不到的效果。她认为学术应当与时俱进，一贯重视对西医学的学习，力求中西医的逐渐沟通与结合。

中医经典浩如烟海，皓首难穷究竟，她指导后学“泛览”与“精读”相结合，在浏览全貌的基础上，抓住重点，深入理解，由博返约。她治学的座右铭是“每日必有一得”，在诊务繁忙的情况下常读书至深夜，择善而从。

辨证论治是中医学的精华。中医治疗注重辨证，从总体把握人体阴阳失调、邪正斗争的状态，把人体的阴阳失调与外部环境结合起来，综合分析，强调因人、因时、因地制宜，因而历久弥新，是治病的利器。但对微观“病”的认识，有时不免笼统。如肠癌早期有似痢疾，如不结合辨病，进一步诊察，就会出现误诊，也妨碍辨证论治水平的提高。她认为，“辨证是绝对的，辨病是相对的。”对西医已经明确诊断的病，同样需要认真辨证，如果仅辨病不辨证，就会走上“对号入座”的狭路，把活泼的辨证变成僵死的教条，势必毁掉中医学。

她善于透过纷繁复杂的临床表现，审明主症，找到疾病的癥结，立法用药，切中肯綮。她曾治疗一哮喘病人，患者长期使用清肺化痰、解痉平喘等诸药无效，她从其舌、苔、脉及病史着手，考虑患者存在肝郁心神不宁证，予疏肝解郁，宁心安神，选解郁合欢汤加减治疗，数剂后，患者哮喘明显改善。因病之性，通常达变，补偏救弊，审证而调，是谓良工。

张光茹主任善于继承前人的经验，并结合自己的临床实践加以提高升华。她提出通过眼血管的望诊，可以协助肝炎的诊断，判断疾病的转归。这一方法，是以“肝开窍于目”为理论基础，同时受到《本草纲目》所载秦艽治疗黄疸（述其症状“目有赤脉”）的启示。她系统地观察肝炎病人眼血管的变化，进行综合分析，发现随着肝炎病情的加剧、好转或恢复，眼血管的色泽、扩张、弯曲有一定的规律变化。她提出通过额纹及耳垂上纹路的望诊，可以判断患者情志病变的程度，判断疾病的转归及预后。她提出脑-肠轴概念，认为脑-肠轴是将认知和情感中枢与神经内分泌、肠神经和免疫系统联系起来的双向通络。各种因素通过外部刺激（视觉、听觉和嗅觉等）及人内心的思维和情感，影响胃肠感觉、运动、分泌和炎症，同时内脏活动也反过来作用于中枢的感觉、情绪和行为。功能性胃肠疾病是以肝脾、肝肾症状为核心，从脑-肠轴的角度研究气机紊乱与神经、内分泌、免疫的关系，可以更好地治疗、预防疾病。人类有这样或那样的情绪活动，是由于外部的不良精神刺激作用于中枢神经系统的结果，并通过脑肠循环，影响胃肠的活动。随着生物-心理-社会医学模式的出现，由情志不畅导致的这类功能性疾病越来越受到人们的关注，现代医学缺乏有效的治疗手段，中医学从调整人体脏腑功能入手，能够改善患者的生活质量，有较好的效果。

张光茹主任主张脑心同治，即心脑血管疾病的同时治疗和同法治疗，其秉承了中医学的“异病同治”的理论。脑心同治，有利于抓住病机，更加有利于心脑血管疾病的辨证论治，结合合理、准确用药，可提高临床疗效。

张光茹主任创制了很多新方，如解郁合欢汤治疗郁病之肝郁不舒，养血平肝汤治疗郁病之肝郁血虚证，丹栀方治疗郁病之心神不宁证，加减黄连温胆汤治疗郁病之痰火扰心证，咳喘方治疗老年哮喘，帕金森方治疗肝肾阴虚之帕金森综合征，脑鸣方治疗肝郁肾虚型脑鸣，口腔溃疡方治疗阴虚火旺型口腔溃疡，积水方治疗老年人硬膜下积液，带状疱疹方治疗带状疱疹，汗证方治疗老年汗证之汗出不止，面瘫方加减治疗周围性面瘫，癫痫方治疗癫痫，痴呆方治疗老年痴呆，诸如此类，其所创新方，思路缜密，意蕴宏深，用药灵巧，值得师法。

张光茹主任始终遵循防微杜渐之理，重视未病先防。她强调，要得无病安康，必遵养身之道。平时须起居有节，情志舒畅，劳逸适度，顺应四时，方可安泰益寿。在诊病中，常将防患于未然之理谆谆告诫病人。

精勤不倦研医术　传承创新开新局

——记国务院政府特殊津贴专家李军茹

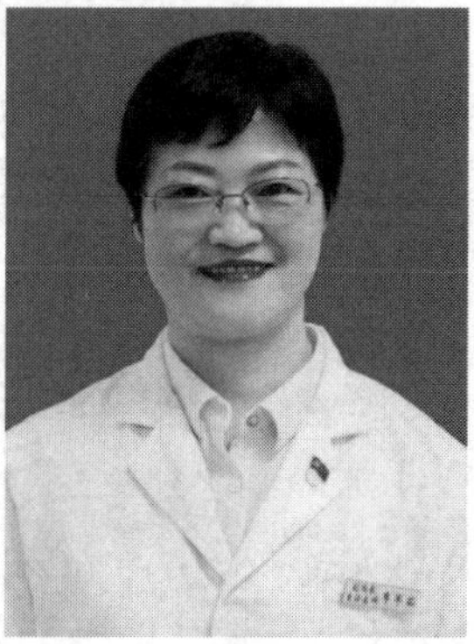

在青海省中医院院内的名医墙上，医院历届青海省名中医介绍熠熠生辉！排在第一页最末位的李军茹，是2016年获评此殊荣年龄最小的一位。数十年如一日，不管是刚开诊面对第一位患者，还是面对最后加号的患者，她总是和蔼地接待患者，耐心仔细地问诊、望诊、查体，看舌、切脉。带教学生也一丝不苟。

陪母求医，明医梦想孕心田

李军茹1965年11月出生于河北省定县（现定州市），后随父母来青海生活，在青海省西宁市完成中小学学习，1983年考入北京中医学院（现北京中医药大学）中医系6年制本科学习。她至今难忘在西宁市北大街读初中一年级时，终日操劳的母亲病倒了，连续住院，并做三次手术。作为长女的李军茹白天上课，晚上陪病床，8人间外科病房成了她的第二课堂，感受着患者痛苦的呻吟、引流物腥臭的味道、家属的担忧和压力以及穿梭忙碌的白衣天使们给病房带来的希望和慰藉，她心中产生了也要成为天使的念头。至今发小或同学们聚会时，还有人记得当年李军茹的期末考试作文“我看到了2000年”全文在学校黑板报上刊出，文章的作者渴望未来成为一名白衣天使的真情感动了每一位读者。母亲手术后身体极度虚弱，全身青紫，走几步路就气喘吁吁，四处求医无效。有人说去看看中医吧！青海省中医院有个唐山来坐诊的老中医提卓云很棒！李军茹和小三岁的妹妹李军乔用自行车推着母亲去了，两个女孩子上下北门坡时推不动、压不住车把，母亲就下来慢慢走。一路艰难，到省中医院提大夫门诊时看到的是一眼望不到头的长长的就诊队伍。坚持就是胜利！几个月过去了，在提老先生的精心调治下，母亲的面容渐渐红润起来，双手慢慢温暖起来，气息慢慢平稳起来。姊妹们现在依然有机会陪伴年近 90 岁的母亲，不失为一种令同龄人羡慕的幸福！榜样的力量是无穷的，李军茹怀揣梦想，努力学习，发愤图强，终于在完成高三的学业后，一举以优异成绩考取梦寐以求的北京中医学院，如愿踏上此生以仁心仁术普救苍生之路。

治病救人，精研中医走在前

1989 年 7 月，经过 6 年潜心苦读，书生气十足的李军茹从北京回到青海，被分配到青海省中医院工作。记得报到那天，人事科李月红科长看着手中鲜红的北京中医学院毕业证兼学位证书，打趣地说道："是个飞鸽牌的吧？"李军茹坚定地接过话说："我是永久牌的！"很快，她以谦和好学、认真负责和在北京中医学院打下的扎实的基本功成为年轻医生中的佼佼者，且不断进步，深受患者喜爱，多次被评为先进工作者、优秀团员。1994 年被评为青海省青年岗位能手，同年成为一名光荣的中国共产党党员；1995 年被评为首届全国卫生系统青年岗位能手；1999 年负责急诊科管理工作，次年任急诊科主任。面对医院的信任和重托，李军茹深感肩上责任重大，医疗业务和管理能力不足，所以利用业余时间复习考研，师从四川名中医王再谟教授，潜心学经典做临床。2000 ～ 2003 年在职攻读成都中医药大学中西医结合临床硕士学位、2003 ～ 2006 年攻读成都中医药大学中医内科学消化专业博士学位。2006 年学成，成为青海省中医院历史上第一个医学博士！从此临床、科研、教学、管理责任共担，立足高原，传承创新发展中医。她在长期临床观察中发现气虚血瘀证贯穿在高原地区常见病、多发病发病、发展的始终，就率领科研团队对此开展科学研究，并结合本地区地理气候、植物药物特点，开展急慢性高原病的中医药防治研究工作，首先提出“急性高原病气虚血瘀证发病学说”，倡导“急危重症治疗中西医结合、内外同治”的学术观点，中西医结合，经方时方结合，治疗内科系统危急重症及疑难病。在运气学说、三因学说指导下，采用“依天时－辨体质－辨病证－辨病症”结合的方式，先别阴阳，形成了“谨观阴阳之变而调之，以平为期”“正气尚存，祛邪为先”的诊疗理念。对急慢性心脑血管病（如高血压、冠心病、心肌炎、脑卒中、心功能不全等）、消化系统疾病（如急慢性胰腺炎、胆囊炎、胆结石、功能性消化不良、胃炎、消化性溃疡、肠易激综合征、溃疡性结肠炎、肝硬化、肝炎等）及气管炎、肺心病急性加重期、失眠、头痛等多种内科急危重症及疑难杂症形成了具有自己特色的诊疗方法。恪守医德规范，仁心仁术，态度和蔼，认真诊治，并注重对患者进行有针对性的健康养生知识宣教，注重身心同调，提高患者防病治病能力。开展中医药防治急慢性高原病的临床及实验研究，获得诸多科研成果。先后发表学术论文 40 余篇，参编学术著作 8 部，主持、参与省部级、厅局级科研项目多项并获奖，尤其是近年来主持完成省部级科研项目 4 项、厅局级科研项目 1 项，在研项目 1 项。主持完成的科研项目均被青海省科技厅评为“国内领先”。指导青海大学医学院硕士研究生 9 名、中医“师带徒”学员 3 名。先后被评为青海省名中医，青海省优秀专家，全国最美中医，青海省卫生计生系统优秀科技工作者，全国百名杰出青年中医，青海省自然科学与工程技术学科带头人，青海省优秀专业技术人才。2018 年成为享受国务院政府特殊津贴专家。

如今，李军茹走过了近 40 年的学医行医之路，她认为能取得今天的一点成绩，离不开党组织的指导、医院的培养、团队的支持和广大患者的信任。扎根高原，让中医药造福高原苍生的她始终在临床一线救治患者，指导研究生和徒弟，讲课带教时最喜欢说“天道酬勤”“患者是医生最好的老师”“医生治病的武器有三种，语言、药草和手术刀”。她用实际行动兑现了“我是永久牌的”那句诺言！

以耄耋之身守护医者之梦

——记青海省中医院泌尿外科主任熊园修

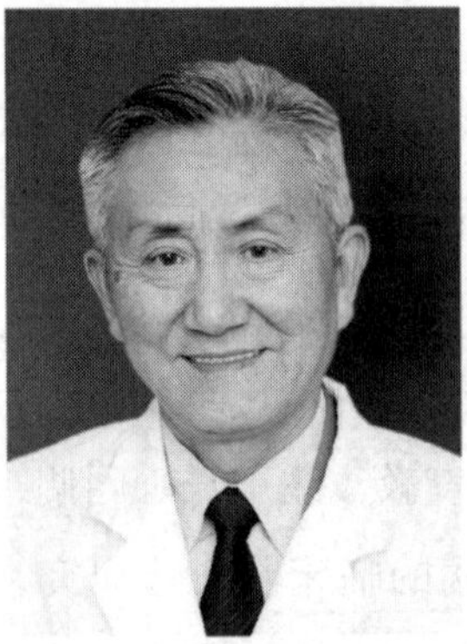

2021年5月，青海省中医院退休老专家熊园修迎来了自己的90岁生日。自成为一名泌尿外科医生时起，他便立志要用精湛的医术、高尚的医德、执着的坚守书写自己的医者风范。

熊园修，1931年5月31日出生于江西省安义县，1954从江西医学院毕业后由卫生部统一分配支边青海工作，先后在省人民医院、海北州人民医院工作，1973年4月到青海省中医院泌尿外科工作。他扎根高原，献身医学，时刻秉承一颗赤子之心，默默耕耘着。

2003年7月的一天，时任省中医院泌尿外科住院医师的赵钰医生，遇到了自己职业生涯中的第一例女性尿道狭窄扩张病例，患者是一位40多岁的女性，由于多年前在泌尿外科做了膀胱切除术，乙状结肠膀胱再造手术，其后就一直在中医院做术后的康复治疗。说起这个手术带给自己一生的改变，这位不惑之年的患者感慨不已。

1985年，由于她患了结核性膀胱炎，膀胱挛缩，容量缩小至约30毫升，每天排小便30余次，每次小便时如刀割样疼痛，痛苦不堪，生不如死。当时科室熊园修主任，为了这个手术，可谓是费尽了心思，想起当年熊主任为了自己的疾病治疗，这位患者几次动容落泪。由于当时青海省的泌尿外科技术尚在发展之中，加之泌尿系结核手术复杂，难度很大。为了患者治疗获得较好的效果，熊主任建议此患者去北京治疗，但是由于家庭经济条件所限，此患者考虑再三，希望熊主任能给自己在青海做这手术。这件事给了熊主任极大的鼓舞，既然病人这样相信我们，那我一定要让这个病人好起来。

据时任泌尿外科主治医师的张鹏回忆，为了这个病人，熊主任翻阅了大量的医学资料，多次向省外的同行专家请教，制定了好几套手术方案。为了手术万无一失，几经辗转，熊主任联系上了当时国内泌尿外科的领军人物吴阶平院士，他多次给吴院士写信，讨论手术方案，沟通技术问题，熊主任还将自己的手术思路画成图请院士指导。吴院士看了手术图后说："小熊，从你的思路来看，我相信你完全有能力做这个手术，要对自己有信心。"最终，在吴阶平院士的指导下，熊主任带领团队顺利为此患者做了膀胱切除术、乙状结肠膀胱再造术，现在此患者每次排尿量能达到200毫升，后期恢复很好，生活质量得到很大的提高。此患者说，熊主任可真是救了我的命，他就是我的恩人哪！

西医出身却又在中医医院工作，熊园修主任深知虽然中医和西医在治病的理论上存在较大差异，但在临床应用过程中却可以相互借鉴，取长补短，并且自己身在全省中医的龙头医院，中医治疗具有自然优势。因此，他致力于中西结合治疗方法的研究，将西医科学、严谨的诊断和治疗体系与中医的辨证论治和后期预防保健相结合，借助西医进行详细的辅助检查，明确病变的部位及性质，运用中医的辨证论治方法，在提高临床疗效的基础上，不断总结经验，形成了中医院中西医结合治疗泌尿系结石、慢性前列腺炎等疾病的独特方法。

作为学习西医出身的医生，中医知识的学习谈何容易，君臣佐使、各种方剂，这些都需要慢慢地学习掌握。为了更好地掌握中医治疗方法，他不断向身边的小大夫、小医生请教学习。在跟诊学习之际，每有需要中医治疗的病患时，作为青海名医、杰出专家，他总是会对旁边专门抄写处方的医生说："我开的方子你再帮我看一看，中医辨证施治这方面你是专家，好好给我指导指导。"这种虚怀若谷的医者风范，让身边的每一个人肃然起敬。

2016年4月，已经85岁的熊园修主任在常规检查时发现前列腺特异性抗原（PSA）异常升高，考虑前列腺癌。作为从事了一辈子泌尿外科的老专家，他深知青海和内地医院在医疗条件和诊疗水平方面的差异，完全可以选择去北京、上海等医疗水平较高的城市进行更好的诊断治疗，但当他得知省中医院泌尿外科引进了一项新的准确检查方法——彩超引导下前列腺精准穿刺检查术后，他要求坚持在自己曾经工作了一辈子的科室进行这项检查，为这里的医生们提供研究、学习和实践新技术的机会。

由于这种检查方法是该科室首次进行，也是当时青海省首例，虽然检查方案严谨细致，团队准备充分，但是医生们还是稍有不安。得知此情况后，熊主任主动与科室负责人联系，表明自己的想法，他说："我知道这个检查方法你们是第一次操作，有思想顾虑，我也知道我们的诊疗技术还在发展之中，但是我就是要在青海治疗，在青海省中医院泌尿外科治疗，没有第一次，哪有今后这项新技术的熟练运用呢！哪有后期的精准治疗呢！你们就从我身上大胆地做吧，我对你们有信心。"

最终这项新的检查方法顺利实施，也给了年轻医生们无比的信心和勇气，此后这种检查方法在科室乃至省内广泛使用，大大地提高了青海省前列腺癌的早期筛查诊断和后期规范化精准治疗水平。

2021 年的暮春之际，我们来到了熊老位于海湖新区的家里，此时的熊园修主任已 90 岁高龄，在他的家里，我们看到了尘封已久有些泛黄的资料和照片，"青海名医"、省中医院"杰出贡献专家""优秀党员"、省科协"先进个人"等，并早在 1994 年就被载入《中国当代中西医名医大辞典》。这些资料记录着这位耄耋老人穷其一生守护高原的医者之路。

作为一个出生于南方而扎根青海的专业技术人员，风风雨雨五十余载，熊园修总是把病人的需要和青海泌尿医学事业的发展放在第一位。作为青海省泌尿外科的奠基人，如今，看到自己为之终生奋斗的科室、医院和青海的泌尿外科事业快速发展，熊老感慨地说："这是多么值得高兴和庆贺的事情，我感到非常幸福和自豪！"

师古创新医术精　德艺双馨医德高

——记青海省中医院中医皮外科专家贾鸿魁

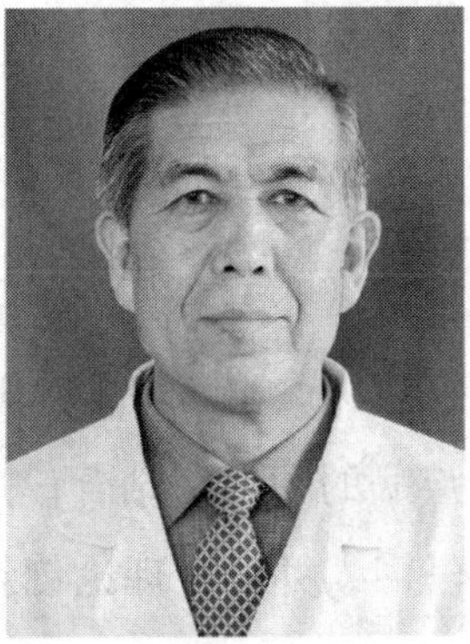

贾鸿魁，男，1943年出生，青海省西宁市人，中共党员，主任医师，青海省名医，青海省中医院疮疡皮肤科原主任。曾担任中华中医药学会外科分会委员、中西医结合学会疡科分会委员、中华中医药学会脉管病学会委员、中西医结合学会皮肤科分会委员、青海省中医学会外科分会主任委员等职。临床工作40余年，积累了丰富的诊疗经验，善治疮疡皮肤疑难杂症，特别对血栓闭塞性脉管炎、皮肤溃疡、银屑病、乳腺疾病等的治疗效果显著，深受广大患者的信赖和好评。

草原上升起不落的太阳

1965年，贾鸿魁从青海省中医班毕业，由于工作需要被分配到黄南州河南县医院中医科工作。二十岁出头的贾鸿魁，很快适应了陌生的高原牧区环境。河南县海拔高，空气稀薄，为了更好地适应高原环境，每天工作之余他大口呼吸大步走路，以增加肺活量。为了更好地与牧民沟通交流，他刻苦学习藏语，一年后能够与牧民自如交流。为了更好地为牧民服务，他刻苦学习理论知识，并根据病人情况辨证分析，在实践中积累了大量的经验，赢得了牧民的信赖。但贾鸿魁并不满足于一点点小成绩，为更准确地诊断疾病和对症下药，他查阅和收集大量资料，并融会贯通进行辨证分析，几年来他积累的资料占满了半屋子的空间，为牧民服务的水平和能力也不断提升。在艰苦的奋斗和成长中，在河南县牧区他一干就是十八年。十八年来，只要牧民需要，不分季节，不分白天黑夜，他随叫随到出诊，为牧民解除病痛。十八年来，他出诊的次数不计其数，黑夜迷路、寒冬深陷冰窟的情况时常发生，但贾鸿魁毫无怨言，在辛勤的行医过程中他与牧民建立了深厚的感情，牧民亲切地称他为“曼巴”，对他产生了深切的信赖和依赖。贾鸿魁接到调令临走时，牧民手捧哈达排成长队为他送行。贾鸿魁调到西宁后，许多牧民专程到西宁找他求医问药，他精湛的医术和高尚的医德在草原牧民中传为佳话。

花儿为什么这样红

1983 年，贾鸿魁因工作需要被调到青海省中医院外科工作，开展了外科疾病的中西医结合诊疗。作为青年医生，贾鸿魁热爱中医事业，始终不间断学习，并结合理论创新，在实践中开创出一条中西医结合创新之路。1986 年中医院设立疮疡皮肤科，贾鸿魁成为科室成立的主要发起人及奠基人之一。为了进一步提高诊疗技术和水平，他曾两次去上海中医药大学附属曙光医院中医外科进修学习，拜师于该院名老中医沈楚翘（沈老系近代上海名医顾筱岩之大弟子）门下，颇得真传。贾鸿魁主任在疮疡科工作期间，努力研读经典，继承和整理中医传统配方，结合临床实践，与科室同事一起研发和配置了中医传统的和自创的院内制剂 50 余种，如金黄膏、生肌散、三黄洗液、黄连膏、青黛膏等，得到了全省医药界的广泛认可和应用。自创了养血祛风胶囊、消银一号胶囊、消银二号胶囊、消白酊、消白胶囊等院内制剂，至今仍在临床应用，疗效肯定。自拟消核散、丁桂回阳散等中药散剂，结合中药离子导入治疗淋巴结炎、带状疱疹后遗神经痛、乳腺增生、硬皮病等，都取得了很好的疗效。在他的带领下，省中医院疮疡皮肤科成为名科，省内外的患者不远千里慕名而来，只为求得疮疡皮肤科的号。实践证明，疮疡皮肤科为千千万万患者解除了皮肤顽症病痛，真真切切赢得了患者的信赖和好评。

我爱祖国的蓝天

在40余载的临床工作中，贾鸿魁主任形成了自己中医皮外科疾病诊疗的学术思想。一是重视中医的整体观念，以治疾病之根本。贾主任认为皮外科疾病，多是病形于外，而发于内。疾病的发生与脏腑功能失调、气血不和有关，所以治疗中要辨证求因，审因论治，整体考量，以达到治病必求其本的目的。二是辨病与辨证结合的原则。诊疗皮外科疾病，辨病对患者疾病病位、病性、病情、发展、预后以及制定和施行相应的治疗措施有重要的意义，辨证则是通过望、闻、问、切四诊合参，收集患者全身状态的信息，分析其病理特点。以辨病为先，辨证为主，才能全面认识疾病。在通过现代科技手段对疾病认识的基础上，结合中医辨证施治，辨病和辨证相结合，才能达到治病救人目的。三是治疗时注重脾胃的调养。贾鸿魁主任认为，自古以来，著名医家均十分重视脾胃功能在人体生命活动中的地位，强调了脾胃在防病治病方面的重要性。嘱咐患者及家属一定要重视饮食、药物、精神等方面对脾胃的影响，临诊中亦重视脾胃脏腑的辨证，强调通过调补脾胃，使后天得养，从而鼓舞正气，达到扶正祛邪的目的，强调脾胃脏腑的辨证贯穿于整个疾病的过程。所以治疗皮外科疾病，一定要注重脾胃的调养。

贾鸿魁主任将自己总结的学术思想毫无保留地传授给他的传承人和学生们，经常为学生们讲授培训，以“传、帮、带”的形式为国家培养了一大批专科人才，为推动疮疡皮肤科事业的发展做出了贡献。作为第三批全国老中医药专家学术经验继承工作指导老师之一，贾鸿魁主任培养了省级传承人马利斌主任医师、全国中医药传承人李春生主任医师。2006年由中华中医药学会授予“首届中医药传承特别贡献奖”。在学术研究方面，多年来，他在全国中医刊物上发表论文30余篇，曾主持科研课题3项，其中省部级课题1项，厅级课题2项。从走出校园的那一刻起，他以炽热的爱国之心和博大的医者胸怀，用自己的实际行动向祖国交上了一份满意的答卷。

我向党来诉真情

“为什么我对这片土地爱得深沉，因为我是一名共产党员，因为我是劳动人民的儿子！”在几十年的行医历程中，他用自己的行动诠释了共产党员这个光荣称号。作为一名共产党员，他时刻牢记党的宗旨，守初心，担使命，把“敬佑生命、救死扶伤、甘于奉献、大爱无疆”作为自己的座右铭，在医疗科研中扑下身子，迈开步子，只为更好地为病人服务，在诊疗过程中放下架子，敞开心扉，只为做一缕春风，视病人如亲人，为更多的病人减轻痛苦。他坚持以工作为重，对年轻医师、进修医师耐心带教指导，毫无保留地传授自己所学。不断积累临床经验，注意工作方式方法，耐心地给患者给予解释、指导用药。他恪守医德，坚持党性，拒绝患者和家属的宴请和红包，起到良好的带头作用。

“春蚕到死丝方尽，蜡炬成灰泪始干”是贾鸿魁主任作为一名共产党员对生命价值的追求。如今他虽硕果累累，取得了辉煌的成就，仍怀揣一颗初心，肩挑担当使命，在自己的工作岗位上孜孜不倦地辛勤地耕耘着，他既像拓荒牛，在疮疡皮肤领域不断攻破难题和堡垒，为后人铺路，又像孺子牛，是后辈医师的栽培园丁和行医航海的灯塔，辛勤奋斗在祖国医疗事业中。“追求真理己先行，献身医学勤为本，胸怀坦荡乐善施，勇于创新攀高峰。”正是他一生松鹤高洁、造福一方的高尚写照！

坚守使命　初心不改

——记青海省名中医燕小霞

弘扬传统，融贯中西，继承创新，是她事业追求的崇高理想；救死扶伤，护佑苍生，是她肩负的神圣使命。她就这样坚守在中医临床三十余年，初心不改。

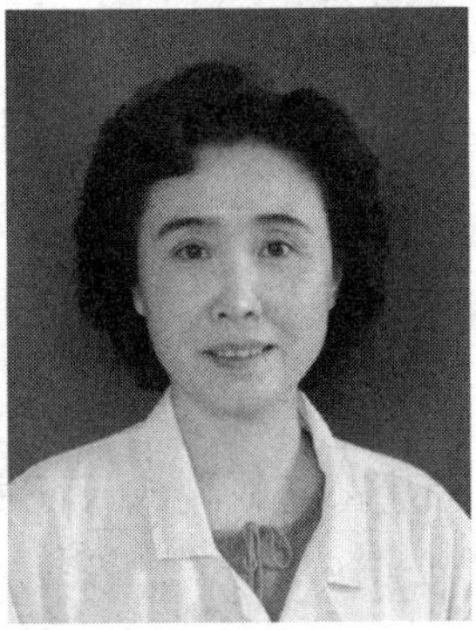

燕小霞，青海省中医院原副院长，主任医师，硕士研究生导师，全国第五批老中医药专家学术经验继承工作指导老师，教育部“质量工程人才培养模式创新实验区”北京中医药大学校外导师，青海省自然科学与工程技术学科带头人，全国第二届中西医结合贡献奖获得者，全国百名杰出女中医师，全国百名中医药科普专家，青海省首席专家，青海省名中医，青海省中医学会副会长，中华中医药学会理事，中华中医药学会肾病专业委员会副主任委员，青海省肾病分会副主任委员及心血管分会副主任委员。

她熟练掌握本专业基础理论及国内外医学发展新动态，注重发挥中医药优势和特色，勤奋钻研，博采众长，在中医肾病和心血管病诊治方面有较高的造诣和独到见解。擅长治疗临床疑难杂症。坚守在临床急诊一线十余年，主持急危重症的抢救工作，对危重患者，全力救治，从不瞻前顾后。对急慢性心衰、高血压病、心律失常、急慢性肾炎、慢性肾功能不全、糖尿病及其并发症等内科疾病的诊治有丰富的临床经验。擅长辨证辨病施治，坚持中医肾病个性化治疗。注重体质辨证思想，将中医内治、外治及养生保健融为一体。在肾病的治疗上突出温肾健脾理论，注重脾胃的重要性，将养生与食疗转化为临床治疗肾病的重要方法之一，有效阻断了慢性肾炎纤维化的进程。

积极承担中医临床和基础科研任务，科研方向稳定。1998 年在全省率先开展不卧床持续腹膜透析技术，填补了省内空白，随即开展了血液净化业务。主持研制肾病专病专方 9 种，获得药品准字批号并用于临床。

注重学科建设和人才培养，带领科室和团队从零起步，进入到省级、部级、国家级重点专科、重点研究室。担任国家中医药管理局第一批重点研究室——“高原地区糖尿病肾病温阳益气化瘀法诊治规律研究室”副主任，担任全国第四次中药资源普查青海项目组负责人。承担国家中医药管理局的课题及项目有“农村医疗机构中医民族特色专科专病建设”“全国名老中医传承工作室建设”“青海省常见病诊疗规范（中藏医药）”及“中医药防治重大疑难疾病基层推广项目”，承担青海省科技厅自然基金项目有“温阳益气活血对慢性心功能不全神经体液、炎症因子的影响”“高原地区糖尿病肾病诊治”。获得中华中医药学会科技进步奖 1 项，青海省科技进步奖 1 项。2 项科研成果获青海省科技成果证书，“含中药的腹膜透析液延缓腹膜硬化”等 8 项中医技术获“三新”证书。参与编写出版专业著作 4 部，发表论文 10 余篇。

兰生幽谷自芳香——祁秀兰

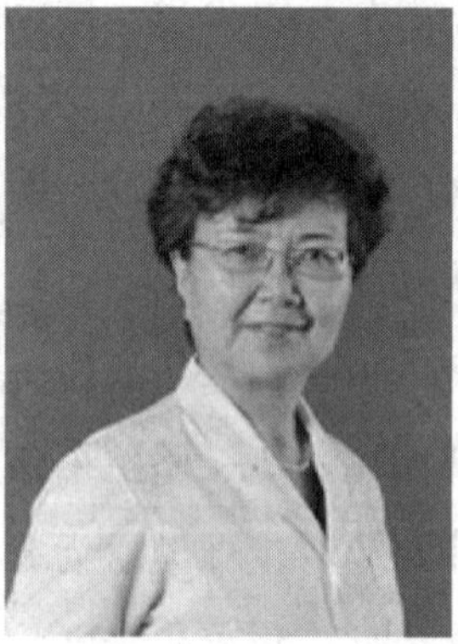

一天下午，风尘仆仆的村妇马生莲（化名）一走进省中医院妇科专家门诊诊室便大声道：“祁大夫，你还记得我吗？”

正在为患者诊病的祁大夫抬起头，茫然而温和地问：“你是？”但见那位妇女把身后的一个小男孩推到祁大夫跟前说：“娃娃，这个奶奶是我们家的送子娘娘，没有她就没有你！”小男孩红扑扑的脸上闪着一双又大又亮的眼睛，他笑嘻嘻地将手里拎着的两个大焜锅儿放到了祁大夫的诊桌上。见祁大夫还没明白，那位妇女又说：“你忘了吧，8 年前，你到我们湟中县上新庄镇沟滩村下乡，我就是那个婆媳俩人哭着求你治治不怀娃娃病的儿媳妇，你开的药治好了我的病。你看，我的娃娃已经上小学了。”

就在祁大夫回忆的工夫，马生莲又从诊室外将一位年轻妇女领了进来：“她是我们庄子的，结婚 4 年多了还没娃娃，你给她好好治治！”

祁大夫摸着小男孩儿的头高兴地说：“想起来了，想起来了，你的娃娃都这么大了！”

作为青海省中医院妇科学术带头人，多年来，祁秀兰除了在医院诊病外，还经常深入果洛、格尔木、海东各县义诊。每到一处，她都结识了不少朋友，如格尔木的张女士、湟源县的刘家两姐妹、班玛县的卓玛等，这些昔日的患者，经过治疗恢复了健康，她们的家庭也重现了欢笑。

祁秀兰像一株清香幽雅的兰花，怀着对中医事业的痴情、对学习的热情、对患者的深情，芳香着别人！

深情源于对幸福人生的珍视

这是一个可爱的小男孩，一双明亮的眼睛衬托于天真烂漫的笑容定格在祁大夫办公桌的玻璃板下。男孩的妈妈———黄女士，由于习惯性流产而曾经多年没有孩子，极度渴望当母亲的她在祁大夫的精心治疗下终于如愿以偿了。她将孩子的照片送给祁大夫，表达着她的一腔感激之情。

今年六月一个阳光灿烂的下午，我们来到祁大夫的专家门诊，只见门口和往常一样仍有等待的女病人。我们走进诊室伫立许久，她也没有感觉到我们的到来。她正神情专注，轻声细语地与病人交谈。一位年轻的女患者对祁大夫主诉嘴唇发黑、皮肤干，“你是一个注重自己健康的人”，祁大夫一句诙谐的话双方都笑了，在轻松的气氛中，她详细询问病情，一边号脉一边思索。病人拿了处方不走，问“肝气郁结”是什么意思，祁大夫一一做了解释，又嘱咐她有乳腺增生，再到乳腺科做一次检查。

我们留意了一下祁大夫接诊病人的时间，平均每个病人 15 分钟，交谈说话 30 句以上。她让患者将病情讲得清清楚楚，也耐心倾听，不时发问，患者的顾虑也由此减轻不少，她们离开时都会由衷地向祁大夫说一声“谢谢”。

多年来，中医院妇科门诊的病人量一直在全院前 3 位。不少病人是慕名而来：一位母亲乘公交车，在车上听到两个妇女谈论祁大夫医术如何好，第二天便带着女儿来看病；泽库县的一个患者痊愈回家后，她所在那个乡的很多藏族妇女都专程来找祁大夫。

虽说病人多，可祁大夫看得依旧仔细，出专家门诊她就不能按时下班。

祁大夫不仅仁心妙手，而且很体恤病人。今年春节期间，她接待了一位由于没钱拖了很久才来的患者。为替患者省钱，祁大夫根据其病情只让她在医院治疗了一次，便教会她具体的方法，让她回家里按方法自己治。

痴情源于对中医事业的挚爱

中医，是一个需要穷尽一生去探索的专业。1976年，祁秀兰从青海医学院中医系毕业被分配到省中医院妇科至今，一直深耕于中医妇科专业。她在浩如烟海的古代医学典籍中找到了自己的航标，尽情地投入到她所热爱的事业，几十年的苦心钻研，一次次的临床实践和不断验证，使她对不孕症、更年期综合征、习惯性流产、子宫内膜异位症、慢性盆腔炎等病证有了自己独特的治疗方法和经验。

不孕症是世界性的医学难题，它给一些幸福的家庭蒙上一层阴影，甚至导致家庭破裂。祁大夫用中药口服、保留灌肠及药渣外敷等综合方法治疗输卵管阻塞性不孕症的经验发表在1996年的《中国中西医结合杂志》后，四川绵阳的一位患者打来电话咨询，祁大夫在电话里对她问诊下药。一年后，这位准妈妈欣喜地给正在格尔木下乡的祁大夫打来了报喜电话。此时，祁秀兰的喜悦之情溢于言表。因为她在攻克医学难题、挽救幸福家庭的过程中领略到的快乐是任何别的东西都无法替代的。

30年来，祁秀兰把困扰高原妇女健康的疾病作为研究方向，潜心研制出中成药“滋肾宁心液”和“天蓉延更汤”，治疗妇女更年期综合征的有效率达到了80%以上，并已形成了以中医治疗与保健为一体的综合治疗体系，先后有5000多名妇女从中受益。这充分体现了中医治疗该疾病的优势，也使省中医院在该领域其有领先地位。

盆腔炎是妇科中的常见病、多发病，严重影响妇女身心健康。而她研制的盆炎消瘀Ⅰ、Ⅱ号方，发挥中医特色，攻补兼顾，内外治并举，缩短疗程，且可防止复发，使患者解除了病痛；治疗不孕症（输卵管不通）200 多名，成功率达到了 70%，获世界传统医学优秀奖；48 名习惯性流产的患者，经诊治有 39 名有了可爱的小宝宝；对于妇科疑难杂症之一的外阴白斑病，她自制的“止痒消斑汤”，使治愈率达到了 90% 以上，已被《中国特色疗法大全》收录；针对妇女癥瘕（盆腔包块、子宫肌瘤），她带领科室同志研制的灌肠 1 ～ 4 号系列方，经临床使用，肌瘤缩小消失的达 360 多名，另有 700 多名患者的病情得以有效控制。

医者，意也，即领悟、感悟。学中医，除了勤奋，还要有悟性。祁秀兰已在中医领域“悟”了 30 年，先后参加了《中国医学诊法大全》《中国医学疗法大全》《中国医学预防法大全》三部书的编写；承担的“宫膜康胶囊”Ⅱ、Ⅲ期临床研究，获甘肃省科技厅科研成果三等奖；在《上海中医药杂志》《浙江中医学院学报》等杂志发表论文 20 多篇；开展新技术、新业务 9 项。

热情源于不断的创新精神

辨证论治是中医的精华，是中医学诊治疑难病的智慧源泉。

在找祁大夫治疗前，有些病人已经在其他医院进行了就诊，为此，祁大夫在接诊时既遵循常规疗法又善于在病证差异的蛛丝马迹中调整药方。她认为，同样一种病，由于病因不同，处方用药也应随之变化。被慢性盆腔炎折磨了多年的张女士曾在多家医院求治未见效果，听人介绍，她便抱着试试看的态度找到了祁大夫。祁大夫经过望、闻、问、切，开了第一张处方。此后每 3 天，祁大夫都要亲自为张女士把脉，调整药方。一段时间后，张女士痊愈出院了。

科里的一位年轻医生目睹了张女士治愈的全过程，便问祁大夫：“这个病人以前我看过，给她也用了类似的药，可就是没治好。为什么？”祁大夫笑眯眯地告诉她：“病有万变，药也要万变呀！我们中医大夫治病，要以辨证论治为根本，不要被已有的结论牵着鼻子走。由于病人身体的个体差异，辨证用药要灵活。开药就像打仗，用药如用兵，药对症了能出奇效！”一席话让那个年轻医生点头称是。

多年来，无论工作多么忙，身体多么疲劳，祁秀兰每天都要带着临床上遇到的“为什么”去思考，去取证，努力在浩瀚的祖国传统医海中采拾珍珠。

寒暑春秋，悠悠岁月。从一个构想，到一种药物的问世，经过临床验证，得到患者的肯定，产生疗效，祁秀兰经历了许多别人无法体会的艰辛，但她谦虚地说：“中医学问博大精深，我现在也只是学习了一小部分。”

祁秀兰曾师从我省颇有名望的老中医。她从住院医生起就受到了严格的中医“四诊”训练，老专家们春风化雨般的指点、启发使她学习和继承到了“从一般人不太在意的各种可能切入，从而抓准诱发病因的微小细节”的宝贵经验。这些年来，她除了带领全科出色地完成临床诊疗、科研工作外，还承担着教学任务。她还经常下乡，开展妇科疾病防治专题讲座，指导基层医院的妇科中医大夫临床辨证施治，以提高农牧区医院对妇科疾病的治疗水平，增强广大妇女的保健意识。

兰生幽谷不以无人而不芳。被评为全国首届“杰出女中医师”的祁秀兰像一株根植于深山里的兰花草，在中医妇科领域的30多个春秋里，默默地散发着清幽的芳香。对于她来说，中医学领域的无限风光还在更高更远处。

勇于实践　造福民生

——专访奋斗在内分泌专业的大医巴卓玛

巴卓玛，女，藏族，生于1953年，青海省西宁市乐都区人，中共党员。从一名求知若渴的学子到承载责任的研究者、管理者，一路走来，而“救死扶伤”的初心始终在流淌的岁月中熠熠生辉。

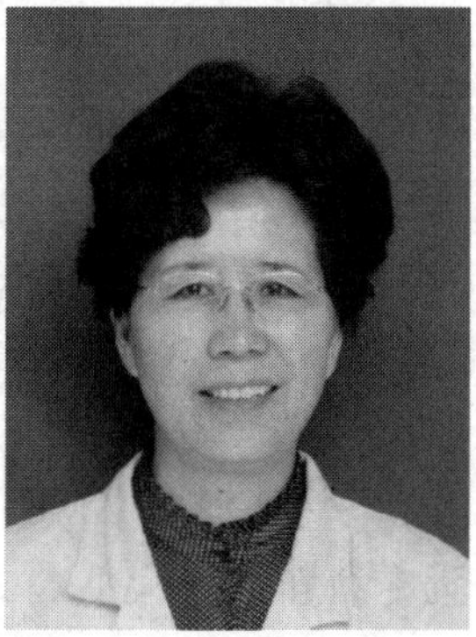

步履坚实，奋斗当时

她从小和父母生活在青海省海西州德令哈牧区，上小学的她，在跟随家人去医院看病时，看到医护人员穿梭在病房的身影，心生仰慕和感恩之情。小学毕业之际，老师让每个学生报自己的理想和愿望，她第一个想到的就是长大后做一名医生。高中毕业后，她幸运地被青海省医学院录取，成为一名中医系医学生。在校期间，抱着“努力学习，不辜负党和学校的培养，今后成为一名合格医生”的想法，她刻苦坚韧，以优异的成绩顺利毕业。

1974 年毕业后被分配到青海省中医院工作。当时，她被分配在儿科工作，在上级领导及科主任的指导下，临床业务能力逐渐得到提高。因为工作积极努力，各方面表现优秀，于 1983 年被选送至“北京中医学院”继续深造学习，在此期间对中医学有了更深的理解，在以后的工作实践中有了更明确的发展方向。

从事临床工作以来，曾任青海省中医院内科主任，省级重点专科——糖尿病科主任及学科带头人，青海省中医院业务副院长，全省医学首席专家，中国中医药研究促进会糖尿病专业委员会副主任委员，中华中医药学会糖尿病专业委员会常务委员，青海省医学会内分泌专业委员会副主任委员，青海医学会糖尿病学会副主任委员，青海中医学会糖尿病分会主任委员。1997 年青海省人民政府授予其“青海省优秀专业技术人才”称号；1998 年被青海省直属机关党委评为“省直机关优秀共产党员”；2006 年被评为全省卫生科技工作者先进个人；2007 年荣获中国医师协会第四届中国医师奖，同年被评为青海省名医师；2011 年获“中华约学会科技之星”荣誉称号。

始终如一，硕果累累

为了更好地发展中医药事业，在临床工作中她始终坚持“突出中医特色，中西互补，取长补短，两条腿走路”的发展思路，作为学科带头人，在加强专科专病内涵建设，拓展学科领域，引进学科新技术、新方法、新进展，增强专科实力上狠下功夫。经过多年的经验积累和准备工作，于 1996 年率先在我省范围内成立“糖尿病专科”及“糖尿病病友健康教育俱乐部”。在该病的治疗中，除西医常规治疗外，开展中医系列协定处方、食疗、药膳、体疗及糖尿病教育等工作，中西医结合治疗糖尿病及其并发症中医特色突出，研制有治疗糖尿病并发症系列配方，如降糖通脉胶囊、降糖明目胶囊、大黄糖肾胶囊、化瘀通脉止痛汤等。这些制剂均已被批准为我院院内制制，由于价格低廉，疗效好，深受患者的欢迎。同时引进多项新技术，开展新业务，例如胰岛素泵的引进、眼底视神经立体照相检查及多项有关糖尿病的检查（原均属我院空白），并开展中药外治法等，形成一套完整的诊断、治疗、康复方法，颇具特色，在社会中产生了很大的影响。在她的带领下，2001 年糖尿病专科被批准为青海省重点专科，以后又相继被评为特色专科及省级名科，被国家中医药管理局批准为国家级“十一五”重点学科。

同时，针对老年肺心病、脑动脉硬化、脑供血不足等病变在高原地区发病率高、发病早的特点，巴卓玛主任亦做了大量的工作。一方面结合地区特点，同时根据中医“冬病夏治”方法，在日常的临床工作中总结了较好的治疗方法，具有良好的疗效，同时参与研制“肺心夏治胶囊”工作。研制有益肾化瘀健脑胶囊（Ⅰ、Ⅱ、Ⅲ号）治疗老年脑动脉硬化、脑供血不足等病变，取得了良好的临床疗效。

结合临床工作，主持开展降糖通脉胶囊防治 2 型糖尿病慢性血管并发症的研究，该科研成果于 2002 年获得省级科技进步三等奖，2005 年获得中华中医药学会科学技术三等奖，2002 年该药被国家药品监督管理局批准为国家级准字号药品，由我省大地药业有限公司投入生产，销往北京、上海、西安、湖北、广州、广西、黑龙江等地，产生了很好的社会效益和经济效益；2000年参与完成“肺心夏治胶囊的研制”科研课题，获得科研成果证书；1988年参与完成省级科研课题“中医药治疗高原急性呼吸道感染临床研究”，获得省级科研成果证书；主持国家级科研课题一项，即国家中医药管理局“关于陆长清名老中医学术思想研究”的课题，已于2007年结题；与北京广安门医院协同完成“十一五”国家科技支撑计划项目“2型糖尿病前期中医综合治疗方案研究”的课题。经过多年的临床实践，努力探索高原地区糖尿病肾病辨证治疗特点，制订出了适合高原地区糖尿病肾病治疗的方案，经过国家级专家组反复论证，最终被国家中医药管理局批准成立重点研究室研究此项目，该研究室名称为“高原地区糖尿病肾病温阳化瘀诊治研究室”。并总结名老中医陆长清、郭焕章经验，出版了《陆长清临床经验集》及《郭焕章临床经验汇集》。发表《活血化瘀通经活络防治糖尿病血管病变临床观察》等论文20余篇。

勇于探索，实践民生

她师承全国名老中医陆长清主任医师，强调中医学为哲理医学，重视人和自然的统一，形成了“调和阴阳，以平为期”的生理观；遵循治病求本的思想，强调正气为本，扶正与祛邪相辅相成的治疗观。注重培补，尤以培补后天之本为见长，形成了独具特色的以保养胃气为核心、以整体思维方法为指导的治疗体系。保胃气则脾胃健运，气血生化源源不断，以此可调养肺气，补益心气，和解肝气，充盈肾气，使五脏安康。

中医药学的发展过程，始终是中医药学术不断积累、整理、总结、提炼和升华的过程。其中重要的组成环节就是名老中医的学术思想传承。名老中医学术思想和临证经验是中医药学术特点、理论特质的集中体现，是鲜活而极具实用性的智慧财富。

她从事临床、科研几十年，在中医临证过程中，提出一系列颇具特点的思维模式，在具体临证中形成了自己独特的诊疗风格。她认为，西医治疗代谢综合征只能控制血糖、血压、血脂和体重，缺乏整体治疗。中医痰、浊、瘀理论为代谢综合征的治疗提供了中医理论指导。她提出了辨病辨证相结合的治疗思路。强调要四诊合参。并以中医理论为根据，逆推其病机，一方面加强受纳、运化、化生功能，治在脾、肾，另一方面维护气血畅行，行气、活血均不能偏废，以防止水谷精微积聚为邪。重视专科诊疗方案的制订，专病专方。

治疗糖尿病时，以西医辨病，做到对该病的轻重、缓急、治疗难易、疗效指标心中有数；以中医辨证，灵活掌握辨病与辨证相结合。

对经典著作、医学名著、学术理论、诊治经验做到精研细读，铭记医理。同时也提出防治糖尿病慢性并发症是中医治疗该病的一大特点，糖尿病慢性并发症是造成糖尿病患者最终结果的关键，早防早治以防止糖尿病慢性并发症的发生也是治疗糖尿病的关键，降糖通脉胶囊的研制并配合西药用于临床其目的就在于此。

“学医是我这辈子最幸福的事情！”简单朴素的话语，表达着一位医者的执着和担当。她用行动和实践诠释了一位共产党员“无私奉献，造福于民”的使命。

行走在雪域高原的医生

——记青海名医顾群

青海省玉树州，那个空气洁净、天地辽阔的美丽地方，是现今多少信徒和迷茫人生的旅人向往的开悟解脱之地。可曾几何时，玉树并不是人们向往的圣地，而是自然环境极其艰苦的不毛之地。那里物质匮乏，人们的饮食单一，缺少蔬菜水果，更没有琳琅满目的商品。刚刚毕业于青海医学院中医系满怀理想的女大学生顾群，带着济世救人、慈悲善良之心，来到这个陌生的

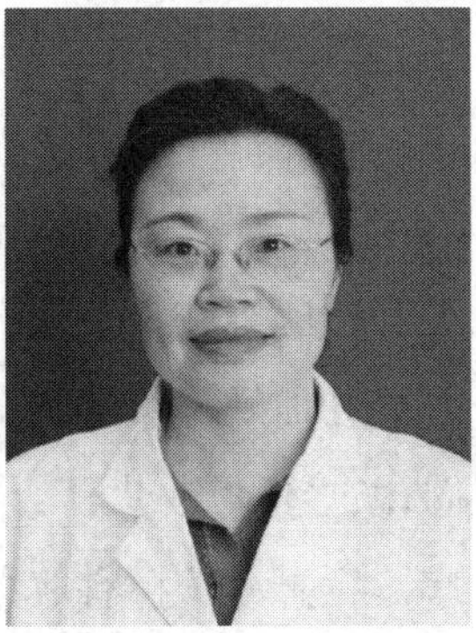

城市，开始了她的医生生涯。

或许现在的年轻人不敢想象，在那样的一个城市，有着怎样的寂寞和孤独，有着怎样理想和现实的落差感，语言不通、缺氧失眠和饮食的不习惯又带来怎样的身体极限挑战。在那样的环境下，顾群还是尽快地让自己适应起来。她不会藏语，就和当地的医生们一起生活，一起工作，努力学习起来。凭着一颗济世救人的慈悲心，在雪域高原玉树州，顾群医师走出了一条属于自己的中医行医之路。

高洁的玉树赋予顾群医师慈悲纯净的行医仁心，时至今日，仍未改分毫。两年后，顾群医师因工作调动来到青海省中医院。那时的青海省中医院还是几排平房，有并不多的患者，开展着几项传统的中医技术。在青海省中医院一干就是数十载，她美好的青春岁月也在每一天的工作生活中逐渐逝去，但是初心从未改变，做一名慈悲的仁医一直是她内心最大的愿望。行医数十年，治愈病患无数，健康所系永不忘记。在做好一名医生的同时，投身医院建设。在任青海省中医院医务科科长和业务副院长的时候，为了提高医院医生的业务能力，亲力亲为，督导培训，为完善并改进医院成为一个现代化三级甲等中医院倾尽全力，看着医院一天比一天更进步，她不只是内心的欣慰，更是对于美好未来的无限憧憬。在任期间，为推动基层医疗工作发展，数次亲返玉树州人民医院，虽是医疗服务下乡，也更是反哺的感恩之旅。中医师承历史悠久，能够跟随顾群老师学习，是我从医路上无比幸运的事情。

作为顾群老师的传承弟子，三年时间，跟师学习，倍感荣幸。学会的不仅仅是中医技术的提高和认知，更是做医生应该有的大慈大悲之心。我们上门诊时经常会遇到一些已经多处就医、反反复复并不见起色的焦虑患者，顾老师总是耐心地开导，并细心询问，一些蛛丝马迹都不放过，而是从细微处细节处开始调整，患者的疾病多能够在初次就诊后就有所改善，大大增强患者战胜疾病的信心，为未来救治打好心理基础。顾老师，临床中不仅仅是诊疗疾病，更是在诊疗罹患疾病的人，眼里看的是人，心里放的是仁。

我们门诊经常会来一位83岁的老奶奶，她膀胱癌确诊多年，不愿意手术及放化疗，经常回来我们门诊治疗，自从顾群老师给奶奶诊疗了一次以后，奶奶便成了顾群老师的忠实粉丝。顾老师针对奶奶的身体辨证施治，总是能够很好地解决临床问题，奶奶的生活质量大大提高，奶奶一次很认真地对我们说："我年岁大了，我知道膀胱癌也治不好，我不愿接受手术和放化疗治疗，我愿意选择有尊严地活着，谢谢顾群医生，实现了我这个愿望。"当时的我，泪眼蒙眬，突然有一种医者仁心的感觉涌上来，时至今日，我还是会经常想起来那位奶奶。

顾群老师把自己最好的人生时光都奉献给了她最爱的中医事业，60岁退休的顾群老师，本应该享受天伦之乐，休息一下，含饴弄孙，享受生活，但是，她依然舍不下还深受痛苦的患者，坚持专家坐诊，风雨无阻。为传播中医文化，顾群老师不辞辛苦，亲下基层，继续坚持查房、专家门诊，让更多的患者获益。她认为，在追求梦想的路上，年龄就只是一个数字，不是阻碍。

岁月或可改变一个人的容颜，或可压弯一个人的脊背，但是拥有梦想的人在岁月面前却总是闪闪发光。拥有梦想的人，无论年岁，无论沧桑，却无时不是灿烂无比，青海这一美丽雪域高原，有一位这样的医生，始终怀抱慈悲之心，行走在济世救人的行医之路上，她就是顾群医生。

"三牛精神"奋中医　不用扬鞭自奋蹄

——记青海名医吕华

吕华，中医内科主任医师，1952年出生在青海省西宁市一个普通的家庭，父母善良、诚实、本分。从小父母教她与人为善，本本分分做人，踏踏实实做事。她1972年参加工作，当时在青海省儿童医院从事临床护理。因为时值

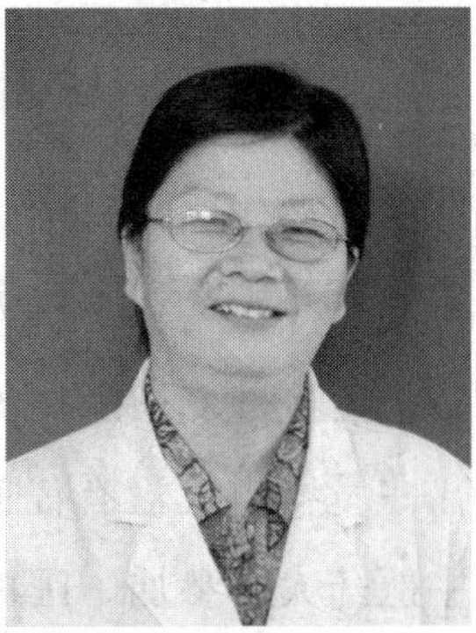

生育高峰，医院住院患儿较多，吕华在临床护理工作中看到，幼儿病情的变化无论顺逆都较之成年人迅速，一些孩子因为病情重，但经济和医疗条件有限，当时不治者甚众。20 世纪 70 年代医院里有很多医生来自北京、上海、四川等地，有着很高的医学和个人素养。他们忘我的敬业精神、扎实渊博的专业知识、悉心诊治患儿的认真态度以及无数个化危难为欢笑的场景，使吕华在崇敬他（她）们的同时，心中产生了继续学习的渴望，暗自坚定了要成为一名好医生，更好地救治更多孩子的决心。通过平时的刻苦学习，她于 1976 年如愿以偿地考入青海大学医学院中医系，学习仁术，济世救人。基于心中的梦想，在学校刻苦学习，表现突出，于 1980 年以优异的成绩毕业，被分配到青海省中医院工作。

在临床工作中吕华主任也遇到了很多困惑，主要是中西医两种医学模式在疾病诊疗时的差异区别。慢慢地，来自患者的反馈引领她放下了心中的迷茫。我院的老专家尤其是陆长青、郭焕章、张翼老师凭借高超医术和高尚医德，用中医方法解决患者病痛，青海地区慕名求医者众多。他们之所以能有如此盛誉，因为有对中医事业的热爱，对精湛学术的追求和对患者一丝不苟的负责态度。这些无疑给了吕华进一步学好中医的动力。自此，这些成为她进一步认识中医这个伟大医学宝库的新起点。

古语有言："骏马能历险，力田不如牛。"不辞劳苦、不计得失，脚踏实地、默默奉献，这是牛的品格。"在中华文化里，牛是勤劳、奉献、奋进、力量的象征。人们把为民服务、无私奉献比喻为孺子牛，把创新发展、攻坚克难比喻为拓荒牛，把艰苦奋斗、吃苦耐劳比喻为老黄牛。"在 2021 年春节团拜会上，习近平总书记深情礼赞牛所代表的精神品质，并赋予孺子牛、拓荒牛、老黄牛以新的时代内涵。

而这种"三牛"精神，恰恰在吕华主任身上得以表现。百步无轻担，负重以致远。吕华主任把"三牛"精神融入岗位、融入日常、融入她的人生中。

为民服务“孺子牛”

吕华主任在对病人的观察诊治中，积累了无数成功或失败的经验和教训。每当看到他们被病痛折磨，渴望得到治疗而对她投以信任的目光时，那一刻，吕华觉得自己没有任何理由不去努力学习，不去提高自己。1989 年她到成都中医药大学参加中医理论提高班，再次重温四部经典，夯实了中医理论基础。1990 ～ 1992 年，她跟师青海省中医院名老中医张翼主任医师。张翼主任在中医辨证治疗心脑血管病、精神类疾病方面颇有造诣。吕华跟师期间勤读古籍，踏实实践，提高了临证水平。

1993 年她担任青海省中医院家庭病床科主任，因为专科的特点，她每日奔波于患者的家庭和医院之间，为高龄及行动不便的病患悉心诊治，获得了患者及家属的认可，享誉一方。1998 年医院进行二级分科，成立了呼吸肾病科，她担任副主任，主持科室日常行政工作。其间先后选派多名科室人员前往四川大学华西医院、江苏省中医院学习深造，开展了腹膜透析、结肠透析等新业务、新技术，积极搭建科室人才梯队。2002 年科室肾病专业组被青海省卫生厅认定为省级重点专科。

在 30 余年的行医生涯中，她也有过伤，有过痛，有过泪，但更多的是获知患者经过治疗好转或治愈后心中那份小小的成就感和欣喜之情，是看到更多年轻医生的成长，和他们对中医事业重获热爱与追求时的欣慰。

吃苦耐劳“老黄牛”

吕华主任向来自律自省，勇挑重担。同时要求科室各级医生要勇于接受任务，承担责任。2003 年传染性非典型性肺炎（SARS）期间，医院建立发热门诊和留观病区，当时她爱人病情危重，但无法顾及，依然带领呼吸科人员投身防控第一线。她常说，医生能在完成任务中增加学识、增加见识、增加胆识、增强责任感，从而不断地提高自己。

吕华主任是个直率求实的人。对自己要求严格，医德高尚。对待病患耐心细致，她认为:“行医者，当关心病者的疾苦，要学会换位思考，临证应方药与心理疏导并重。”在工作学习中她谦虚自重，经常教导年轻医生，临床医家各有所长，切忌以己所长衡量他人之短。要学会尊重同道，不贬低他人，抬高自己。

吕华主任努力学习中医古典医籍，跟随新时代中医研究步伐，“继承而不泥古，发扬而不离宗”。对每一位患者，她在中医整体观的指导下，细心收集四诊资料以及现代医学检验所得到的资料，综合判断，进行辨证论治，逐渐提高了临床疗效，得到了患者、社会及同道的认可。她自己也更加认识到中西医治疗疾病各有所长，应该如何扬长避短，发挥中医的自身优势，这是现代中医必须面对的现实，那么就得在学好中医医籍的同时不断学习新知识，夯实理论基础，逐渐提升自己，要善于总结经验和教训，用于改进临床工作。同时也增强了她对中医事业的热爱。有了这份热爱，更进一步激起了学习和探索的热情，这种热情又不断感染周围的同事和初学中医者。

创新发展“拓荒牛”

2004年青海省中医院住院北楼新建，肺病专业独立，成立肺病科，吕华担任科主任。在临床工作中，她反复强调，作为医务工作者，一方面要多读书，多向书本学习，同时也要耐心对待患者，多向患者学习。她认为，医起源于病，故当谦逊仔细，向患者学习更加重要。

吕华主任工作30余年，一直在临床一线，在肺病和内科杂病的中西医治疗方面有很深的造诣。先后从事大内科、肾脏及肺病专业，临证范围广泛，辨证经验丰富。对于高原地区肺系疾患的病机认识有独到的见解，尤其在慢性咳嗽、慢性阻塞性肺疾病及慢性肺源性心脏病方面颇有建树。她自拟清咽汤、豁痰通脉汤用于治疗慢性咳嗽、慢性阻塞性肺疾病的急性加重期，临床疗效显著。在慢性阻塞性肺疾病的缓解期，提倡重视扶正固本，贯彻治未病的中医思想，参与研制医院自制药品参蛤河车胶囊。近年来拟补肾活血方制成膏剂，主要用于慢性支气管炎、慢性阻塞性肺疾病缓解期的治疗，扶助正气，平衡阴阳，在提高患者机体抗病能力和生活质量、改善症状方面有很好的作用，深受患者好评，很有实用价值。吕华主任除精于肺系系统疾患的辨证施治外，在心脑血管病、妇科病以及儿科疾患的诊治方面也颇有心得，求医者甚多。

2002年吕华主任被青海省卫生厅认定为省级学科带头人。曾担任青海省医学会呼吸分会副主委员，世界中医药学会联合会呼吸病专业委员会第一、二届理事会理事，中华中医药学会肺病专业委员会委员，青海省省级干部会诊专家。撰写相关学术论文10余篇。参与了《青海地道地产药材的现代研究》《青海省常见病中医诊疗规范》的编写工作。同年院内制剂参蛤河车胶囊获得青海省科技成果奖。

在工作期间，先后多次被评为青海省中医院、青海省卫生系统、全国卫生系统先进工作者。2009年，被青海省妇联授予“三八红旗手”称号。2012年，被国家中医药管理局认定为第五批全国老中医药专家学术经验继承工作指导老师。2013年7月，受聘为成都中医药大学硕士学位指导教师。2014年，国家中医药管理局批准成立吕华名老中医工作室。2016年省卫生计生委员会授予吕华主任青海省名医称号。

中医事业，薪火相传。在青海省中医院工作的这些年里，吕华主任越来越深切地感觉到，老中医药专家的学术思想及丰富的临床经验，宛若传世千年的古玉，于朴素中透射出温润的光芒，那里积淀着他们几十年辛勤临床工作中的丰厚精华。

一个人的力量是有限的，而大家的力量和聪明才智是无穷的，只有大家团结一致，才会释放出无限的能量，才会使我们的中医事业发扬光大，蒸蒸日上。

妙手回春　医术精湛

——专访青海省名中医郑秋惠

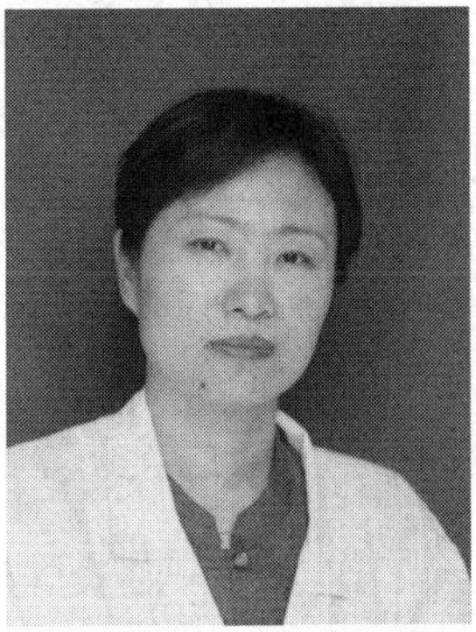

郑秋惠主任于1984年青海医学院中医系毕业后，一直在青海省中医院从事中医临床工作。从医近四十载，与所有医生一样，经历了求学苦练，经历了艰难坎坷，经过临床摸爬滚打，刻苦钻研，拜师求教，从一名普通的住院医师成长为主任医师及学科带头人，被评为第六批全国中医药学术传承指导老师、省级优秀专家、省级名中医。2020年省卫生健康委批准成立郑秋惠名医工作室。载誉越多，郑主任深感肩上的责任越重。

开拓创新，建功立业

2003年青海省中医院血液肿瘤科正式成立。当时青海省中医院各个专业中，血液肿瘤领域是一个空白，由于该专业病种的特殊性和复杂性，许多疾病的诊断和治疗极具挑战性。成立伊始，血液肿瘤科只有两三个医生。为了给每一个疑难复杂病人做出明确诊断和有效治疗，郑主任周六、周日几乎没有休息过，白天上门诊，诊治和收治病人，在病房带着住院医师，手把手教他们处理各种紧急状况和穿刺操作，晚上加班加点对临床遇到的疑问查阅相关文献。作为子女，上有年迈的父母需要照顾；作为母亲，下有上小学的女儿每天需要接送，需要辅导功课；作为医生，她把工作和病人放在第一位，兢兢业业，任劳任怨，一切为了病人。

在血液肿瘤科的病房和门诊时常可以看到郑秋惠主任医师忙碌的身影，不论周末还是节假日，她都坚持每天巡查病房，查看每一位病人，记不清多少次在睡梦中被住院医师电话吵醒，但每一次都认真耐心指导下级医师诊断及治疗。不论是夜间或节假日只要有值班医生处理不了的问题，郑主任都是随叫随到，毫无怨言。

郑主任在血液肿瘤科工作18年期间，十分重视临床与科研相结合，促进学科发展。她带领团队开展10余项新技术和新项目，结合临床和高原特点积极申报科研课题，主持完成省科技厅科研项目3项，院级科研项目1项。坚持每周1～2次大查房及教学查房，讲解学科最新动态和前沿知识，组织疑难危重病例讨论，极大地促进了科室的业务发展，建设了学科较为合理的人才梯队。时光飞逝，辛勤的汗水和付出换来的是广大患者的爱戴、信任，也得到了业界同行的认可和赞誉，工作成绩也得到医院及上级部门的肯定。

作为中医血液肿瘤科学术带头人，她通晓本专业疑难病证及国内外最新发展动态，有很强的组织能力，能指导下级专业人员工作，能熟练处理临床工作中疑难复杂病证，主持危重病人的抢救。常年承担实习、进修及规培学员的继续教育及带教工作，在实践中注重培养学生的能力，师带徒4名，其中国家级师带徒2名，培养硕士研究生4名。在繁重的临床工作中，除注重自身不断学习和提高的同时，也非常重视人才队伍建设和人才培养，带领学科不断前进，学科实力不断壮大，于2020年省卫健委批准成立郑秋惠名医工作室。科室由最初的2人，现已有1名主任医师、3名副主任医师、3名主治医师和1名住院医师，其专科特色鲜明。

学科发展从无到有，从小到大，学术地位和影响力在全国和省内不断提高。郑主任擅用六经辨证和仲景经方治疗各种血液疾病、免疫系统疾病及恶性肿瘤等危重疑难杂证，特别对中医“血证”和“毒邪”病机和辨证施治进行了深入而独到的研究，坚持“继承而不泥古，创新而不离宗”的原则，研究中医临床疗效机制，创新制剂研发，形成了具有高原特色的血液、免疫等疑难病证的诊疗体系和方药；针对癌症病人，提出本地区癌症患者“本虚标实、脾肾气虚、痰瘀毒邪互凝”的病机特点，总结出温阳健脾、益气活血、益肾逐邪等系列方，实现肿瘤“个体化治疗”，研制“再障生血合剂”“升板合剂”“消癥止痛散”等院内制剂。以经方体系为核心内容与理论框架，构筑中医思维，通过六经与八纲辨证，应用经方治疗肺结节病、甲状腺结节病、乳腺结节病、消化道癌前病变等，使治疗端口前移，体现了中医治未病的思想，实现未病先防、已病防变。

精研学术，中西并重

1. 强调扶正培本、整体辨证

“整体观念”是中医思维的重要方法，是辨证论治的指导思想。而藏象学说是中医整体观的核心。郑主任强调，不论外感时病，还是内伤杂症，都要从整体观念出发，应用六经辨证体系，宏观调控，微观调治。

在中医整体观和六经辨证思想指导下，郑主任非常注重扶正，以“正气存内，邪不可干”“邪气所凑，其气必虚”为基本发病思想。特别是人体以阳气为本，阳气之于人，若天之日光，阳气盛，诸脏盛，阳气衰，诸脏衰。诸虚者，须时时保护阳气为要，故在治病过程中，强调扶持阳气，保护正气，增强人体本身抗病能力以达扶正祛邪、邪去正安的目的。特别是对血液疾病、肿瘤患者从扶助阳气入手，而取满意疗效。如治疗一肿瘤患者，女性，66岁，确诊“卵巢癌Ⅳ期”1年，化疗6周期后，以极度疲乏无力、畏寒怕冷、纳呆少食、少气懒言、白细胞下降、贫血来就诊，郑秋惠主任医师即以扶正益气为法。以桂枝、附片为主药温阳益肾，辅以健脾化湿，配以党参、茯苓等，六剂后，患者乏力症状明显好转，继续服药3年病情稳定。

2. 脾肾气虚、痰湿瘀毒乃癌瘤病机

郑主任认为，脾肾气虚、痰湿瘀毒是癌瘤发生的主要机制，她认为，脾胃为人体后天之本，调护脾胃亦是治血液疾病、肿瘤之本。

郑主任认为，肿瘤患者反复化疗，损伤脾胃，脾胃气机失调，直接影响到其他脏腑气机之升降运行。应用健脾益肾、解毒祛瘀化浊的治法，使脾胃运化有常，升降有序，正气存内，肿瘤患者方能与癌对抗，战胜病魔。

3. 中西医并重，辨证与辨病相结合

郑主任还主张辨证与辨病相结合。她认为，肿瘤和血液疾病是人体正气内虚、邪毒旺盛的具体体现。辨证论治是中医治病的特色，而辨病是现代医学之长，在临床实践中，她提倡中医辨证与西医辨病相结合。辨证与辨病相结合，能更深入地认识疾病的本质，更好地体现中医治本思想。如对血液疾病的认识，过去中医辨证只注重疾病发生的起因和证候的消失，只有结合辨病，才能充分认识到血液病患者病情发展与预后的关键因素。

4. 注重临床与科研相结合

郑主任以中医理论为依托，注重中西医结合，不断提高中医药以及中西医结合治疗恶性肿瘤的疗效，以科研促进临床，以临床带动科研，在长期临床实践和基础研究中，逐渐形成自己的专科特色。结合地域特点进行中医辨证，在本地区的晚期肺癌、胃癌、食道癌、大肠癌等的治疗方面形成了独具特色、疗效显著的治疗经验，主持完成省科技厅科研课题 3 项，院内科研课题 1 项，开展三新项目 10 余项。

总之，郑主任应用中西医并重的治疗原则，辨证与辨病相结合，内治与外治相结合，采用中西医结合方法治疗复杂疑难病证，在临床治疗中取得了很好的疗效。

在新冠疫情期间，郑主任针对血液病患者和肿瘤化疗患者等免疫功能低下等特点，制定了专门的预防和治疗方剂，帮助患者渡过难关。

平凡中的不平凡

——记省级名医祁培宏

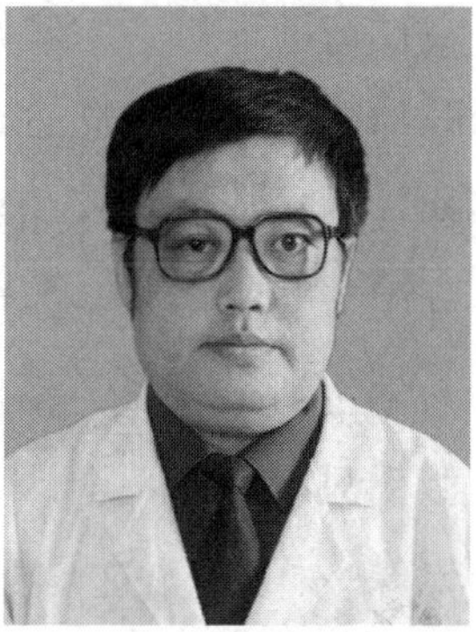

路旁的小草平凡不起眼，却撑起人们眼中的那一抹绿，山谷间的小溪平凡不起眼，却成就了波澜壮阔的大海。平凡作为厚厚词典中的一个词语，没有奢望人们翻开字典，阅读它的真谛，品味它的魅力，但它却总是带给人们不平凡的感受。其实我们大多数人过得都是平凡的生活，但这个世界没有那么多的波澜壮阔，而恰恰最为重要的就是平凡中的大多数，这些人是社会的地基，这些人是大树的根基，这些人是繁花盛开的泥土地！祁培宏医生，就是这些平凡者中的一位平凡医者，而他却在平凡的行医路上谱写了不平凡的白衣天使篇章，践行着救死扶伤的初心。

祁培宏出生在书香门第，父母亲和姐姐都是受人尊敬的老师，在父母亲眼里，他是一个乖孩子，可一旦自己有了决定，就是个九头牛都拉不回的倔强头。有一天，父亲问祁培宏："你的志向是什么，你看我们家都是教书育人的老师，作为培养祖国栋梁的教师，我深感荣幸，希望你像我们一样也做个教书先生如何？"祁培宏并没有回答，这次谈话在祁培宏心里留下了深深的印象，引发了他许久的思考，好多次规划着自己未来的人生，想象着自己站在讲台，教书育人的画面从他脑海里掠过，他一遍一遍地问自己"这是未来的我吗？"心中似乎总有个声音在说"好像不是"。有一天，父亲再次和他谈起人生的话题，谈起志向，谈起自己今后的人生规划，木讷的祁培宏对父亲坦白说自己并不喜欢教师这个职业，父亲说："不做教师就做医生吧，医生可以挽救很多人的生命，也可解决很多人的痛苦！”“能救人于水火之中的职业是多么高尚啊！”祁培宏这样想着，就这样，从此有了当医生的念头，努力学习，一心要考医学院校。1981年他顺利地考入了山东中医学院。

20世纪80年代是知识开始渐渐流行的时代，是一个被人誉为“文化复兴”的时代，高考没有扩招，录取率很低，所以人们都说，80年代的大学生是社会的宝贝、天之骄子。祁培宏更是当中的佼佼者，从大西北考入山东中医学院的他，独立意识极强，从小受到家庭气氛的熏陶，他心态积极又充满朝气，在那个物资相对缺乏的年代，他把平时省吃俭用攒下的零花钱，大部分用来购买书籍，如饥似渴地想从书中获得营养。祁培宏主任回忆到：“我的大学生活很平淡，不像现在的大学生活那么轰轰烈烈、丰富多彩，我的大学似乎只有读书、上课，唯一的娱乐活动可能就算是下棋吧，所以感觉平凡的就像一杯水。”这是祁培宏总结自己大学生活的一句话，与大多数80年代大学生一样，教室–寝室–食堂，他的生活轨迹就是这样。因为眼睛视力的原因，祁培宏课余生活不爱踢足球、打篮球等运动，而是去图书馆看书，努力充实自己，终以优异成绩毕业。1986年回到青海，就职于西宁市城北区中医院，作为一个住院医师，在这样一个区级医院，祁培宏开始接触了形形色色的病人，由于当时医疗条件的限制，内、外、妇、儿科的病人都要看，没有转科，没有规培，没有上级医师带教，没有跟师，凭着自己在大学里扎实的理论功底，逐渐将学到的理论知识与临床实践相结合，应用中医中药知识，解决了不少病人的痛苦，从此拥有了第一批常年追随他看病的患者群体。“从那个时候，我才对中医有了真正的兴趣，临床实践让我真正认识了中医、理解了中医。”他重拾大学中医课本，对中医基础理论、中医经典等反复学习，温故而知新，同时他更认识到，单凭自己目前的中医理论水平及临床实践，很难再有提高的空间，必须再深造、再学习。带着对中医的无限热爱和对自身严苛的要求，经过不断的刻苦努力，于1990考上上海中医学院研究生。

在上海中医学院学习的第一年，祁培宏无意间接触了《名老中医之路》这本书，其内容包括名老中医的求学之路、治学之道、学术成就、临床经验及医德医风等，这本书深深打动了祁培宏。他觉得，理论学习固然重要，而临床实践，尤其是名老中医学术思想的继承更加重要，于是他白天上课，晚上阅读医学书籍，闲暇之余就去上海老中医专家门诊部跟师抄方，“在上海跟名老中医抄方，对我此生的中医专业水平有很大的影响和提高。”他曾跟过的老师有颜德馨、柯雪帆、吴正翔等，每一位都是中医界的泰斗级人物，受益匪浅。“我不仅从他们身上学会了看病，也学会了做人。”

研究生毕业后，祁培宏被分配至青海省中医院肝病科工作。他勤勤恳恳工作20余载，充分发挥中医特色，将自身所学付诸临床实践，中医辨证施治和辨病治疗相结合，配合中药汤剂口服、中医外治等方法，在肝脏疾病治疗上取得满意疗效。同时与科室同事合作研制出了诸多自制制剂，这些制剂不仅价格低廉，而且在临床应用中疗效显著，深受患者的青睐。通过他与同事们的努力，目前青海省中医院肝病科已成为国家卫健委重点专科、国家中医药管理局重点专科、青海省名科、省级中医重点专科。如今他发表论文10余篇，主持省厅级科研课题5项，为国家级肝病重点专科带头人、青海大学医学院硕士研究生导师。2016年获得“青海省名中医”称号，2017年成为第六批全国老中医药专家学术经验继承工作指导老师。

随着科室的发展和良好的临床疗效，患者与日俱增，可工作量的增多并没有减少祁主任工作的热情和一贯的认真态度。他每次上门诊总是亲自书写病历，以保证对病情的掌握。很多门诊病人就诊时，时常遗忘病历本，又不能准确地描述之前的病情诊治情况，极大地影响了诊治的连贯性。为了避免这种情况发生，他就在病人就诊结束后，将他们的病历本收取代为保管，每次上门诊时就携带着这些病历本，长年累月下来已经装了满满三大包近600本。祁主任每次就这样不辞辛苦、不厌其烦地提着沉重的病历袋穿梭于诊室与病房之间，病历袋已经不知磨破了多少个，可祁主任就这样坚持了20年，他总是说：“我的导师就是这样做的，这是我的导师教给我的好习惯，虽然自己每次提病历本很麻烦，但有益于病人诊疗的连贯，同时也对自己总结诊疗经验有帮助，如此何来辛苦之说？你们年轻人也应该这样不断总结才能使疗效提高，更有助于自身业务水平的提高。”人们常说，一个人做一件好事容易，难的是一辈子坚持做好事，在祁培宏主任身上我就深刻地体现到这一点，一个好习惯的坚持不仅是他自律的表现，更是他对中医事业的热爱、对病患的高度负责。

“望闻问切是中医诊断的基本方法，更是临床医师的基本功，决不能因为现代检测技术的进步而忽视它们，更不能自以为资历老了就放松对这一基本工作技能的坚持。”有一次在住院部查房时，面对一个肝功能异常原因待查的病人，实验室检查均未发现病因，在祁主任的详细追问下，病人说出了曾经饮用过在早市购买的不明草药所泡的药酒，从而明确了“药物性肝损伤”的病因。祁主任说临床工作中不能放过任何蛛丝马迹，管床医师采集病史时未采集到的信息常常在祁主任查房时追问出来，这让我们这些一线医师感到吃惊，更是深刻地理解到采集病史的重要性。

祁培宏主任工作时不仅认真地望闻问切，用心遣方用药，还要给病人算经济账，因为乙肝、肝硬化、自免肝等患者需要长期甚至终生服药，很多患者因病致贫，经济条件极差，祁主任总是尽可能用最低的成本达到最佳的治疗效果。对于那些胆囊切除之后原有症状有增无减（胆囊术后综合征者），持续反复，出现焦躁不安、情绪不能自控的患者，在采用药物治疗的同时还进行心理疏导，不厌其烦地解释病情，调畅情绪，有针对性地开导。

《大医精诚》云：“凡大医治病，必当安神定志，无欲无求，先发大慈恻隐之心，誓愿普救含灵之苦……所以医人不得持己所长，专心经略财务，但作救苦之心，于冥运道中，自感多福者耳。”祁培宏主任正是如此，虽然他已经是青海省名医，但始终以一名普通中医人自居，以一颗平常心、自然心对待每一位患者，永远心怀消除患者病痛的想法，志在全心全意地帮助救护病人，以一技之长切实地为他们服务。

馨香盈春弘岐黄　守正创新鉴初心

——记青海省名中医刘香春

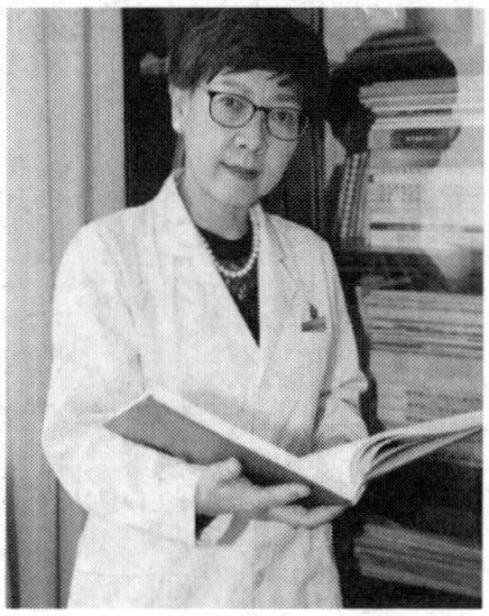

三十四载行医路，生长于斯高原情。刘香春幼年立志学医，刻苦钻研，勤学苦练，大学毕业后成为了青海省中医院的一名临床医生。时光如梭，岁月更迭，昔日品学兼优聪慧灵气的小医生，如今已成长为患者有口皆碑、同事交口称赞的医院管理者。

立志学医志存高远

刘香春，女，汉族，1963 年 11 月出生，1986 年毕业于青海医学院中医专业，中共党员，主任医师，现任青海省中医院副院长。

在刘香春少时的记忆中，母亲多病，尤其在她学生时代，母亲经常住院。看到饱受病痛折磨的母亲，幼小的香春束手无措，便暗暗立下长大一定要当一名好医生，能为患者解除病痛。

填写高考志愿表时，刘香春毫不犹豫地写下了青海医学院。经历了中医专业五年扎实的学习，刘香春徜徉于浩瀚的中医经典中孜孜以求，博大精深的中医文化深深地影响着刘香春，“不仅要为母亲解除病痛，还要用中医服务好高原患者，而且要让中医文化发扬光大。”

1986 年夏，刘香春以全班第一名的优异成绩毕业，并被分配至青海省卫生厅，进而成为了青海省中医院干部保健科的一名临床医生。

为民服务不忘初心

十余年老年病专业的临床实践，奠定了刘香春老年病中内分泌专业的坚实基础。2000 年，她完成了在华西医科大学附属第一医院内分泌科 6 个月的进修。2002 ～ 2005 年，她担任老年内分泌科副主任及主任。这一路走来，她没有忘记为民解除病痛、弘扬中医文化的初心。

此后的八年间，刘香春深入开展糖尿病中西医结合临床与科研、教学工作。她继承前辈经验，结合中医理论与现代医家观点，在内分泌疾病的临床诊疗中，形成了较为完善的中医学术体系，倡导辨体、辨病、辨证相结合的三辨模式与方法，体现中医治未病的思想理念，将中医预防、保健、调体贯穿于疾病治疗的全过程。她倡导整体与局部、宏观与微观、脏腑与经络相结合，把中医天人合一的思想充分应用于临床及科研。同时，注重中医的靶点治疗，积极寻找疾病在不同阶段的主要矛盾、主要靶点，使中医药效专力宏。

术业专攻患者受益

刘香春在临床中看到了太多深受糖尿病之苦的患者，她便带领团队在糖尿病辨治中深耕专业，创新性地提出糖尿病不同阶段郁、热、虚、损的病机特点，充分重视高海拔地区阳虚血瘀对糖尿病发病过程的影响，形成了适合本地区糖尿病及慢性并发症的一系列诊疗方案，其中医药的疗效显著提高，也吸引了广大的患者，深受群众好评。

在长期的临床实践中，刘香春带领团队重视中医传统疗法的运用与挖掘整理。她结合本地区地域特点，提出了“脾主肌肉、四肢，脾虚湿阻经络”是导致糖尿病足病程绵长的核心病机，并通过“健脾燥湿法”“中药湿性疗法”进行糖尿病足的治疗，灵活应用中药熏洗、溻渍、贴敷、箍围、水疗及针灸等中医适宜方法，解决了糖尿病足治疗中伤口愈合难、时间长、费用高的难题。

临危受命恪尽职守

庚子鼠年，新冠肺炎疫情肆虐中华大地。青海省中医院在以习近平同志为核心的党中央坚强领导下，在省委省政府的安排部署下，在省卫生健康委的指导下，院党委领导班子第一时间成立疫情处置领导小组，下设综合协调、医疗救治专家、物资保障、宣传督导四个工作组，有序开展疫情防控工作。

刘香春作为党员干部，临危受命，承担了医疗救治专家组负责人的工作。整个春节加班加点不离岗，统筹安排医院防疫医疗工作。在全省防控疫情工作中，针对确诊病例的治疗，中医治疗参与率为94.4%。省中医院四种院内自制制剂纳入医保。由刘香春团队申报的“青海省新型冠状病毒肺炎中医综合治疗方案研究”获得立项资助，获得科研经费40万元。疫情防控工作阶段性完成后，刘香春按照疫情处置领导小组工作安排，带领医疗救治专家组以医疗救治工作为主线，全方位、全过程对医院防疫工作进行回顾与梳理工作，从中进一步凝练工作的思路与方法，将疫情期间相关资料、工作过程、阶段性成果编纂成册，为今后工作留下了可供参考的珍贵的资料。

硕果累累再启航程

刘香春带领团队在临床科研中，取得累累硕果。她们参与国家级、省级科研课题，获“国内领先”科技成果2项，撰写学术论文10余篇。在科室建设中，内分泌科现已成为国家重点学科、重点专科、省级名科，是医院的支柱科室，在全省乃至西北地区具有较强社会影响力，深受患者好评。在专业发展中，她总结并制订了中医内分泌病科8种常见病中医诊疗规范，开展中医外治法等新技术10余项。最早成立的糖尿病教育俱乐部于2008年获中华中医药学会颁发的“优秀俱乐部”荣誉称号，2015年获全国糖尿病教育管理认证示范单位。在人才培养中，内分泌科已成为基层医院人才培养的基地，真正起到了中医专科的示范引领作用。2011年科室获青海省总工会授予的“高原工人先锋号”，获批国家中医药管理局重点研究室“高原糖尿病肾病温阳化瘀去浊诊治规律研究室”，2020年获得“省级名医”荣誉称号。

2019年，在刘香春的主持下，青海省中医院举办了首届“河湟医养生节”活动，通过开展中医药膏方、茶疗、药膳等养生手段，着力打造中医药文化品牌；以国家自然基金申报为抓手，召开青海省中医院第一届科教大会，总结回顾了医院历年来科研教学工作，明确了今后一段时期，医院科教工作的重点和方向，并启动2020年国家自然基金申报工作；改造执业医师实践考试场所及流程，国家执业医师实践考试基地顺利完成验收。

从医34年来，刘香春从没忘记过作为医者的誓言，从没忘记过入党宣誓时的每个字句，从没忘记过作为一名医院管理者的使命。在中医药事业发展的“高光时刻”，作为青海中医人，刘香春和她的团队也站在了新的起点上，他们将继续秉承青海省中医院“继承而不泥古，创新而不离宗”的办院方针，深入实施“五四战略”，奋力推进“一优两高”，为确保“四个奔着去”取得实效而继续努力，再创辉煌！

扎根高原，矢志不渝
铁杆中医，厚德载物

——专访青海名中医沈永勤

1987年，毕业于陕西中医学院的他，毅然不顾家人和朋友、老师的反对来到了这个高原城市。奋斗了34个春秋，扎根高原，矢志不渝，只为高原中医这个理想。

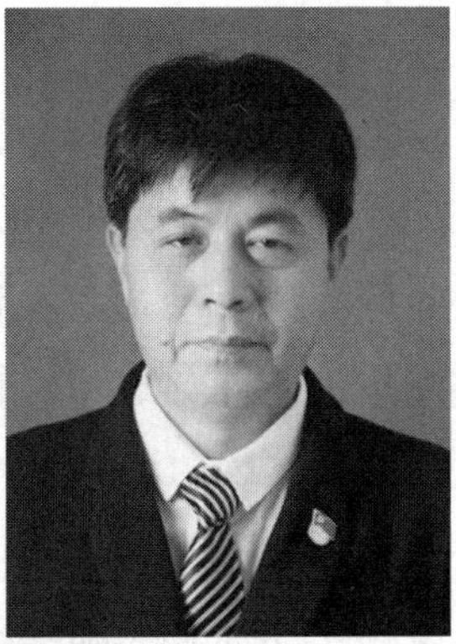

沈永勤，中共党员，汉族，主任医师，1987年毕业于陕西中医学院中医系，毕业后就职于青海省中医院，现任青海省中医院针推康复疼痛科主任，青海大学医学院硕士研究生导师，第三批全国中医优秀临床人才。担任青海省中医药学会针灸专业委员会主任委员，青海省康复医学会副会长，中国康复医学会委员，中华中医药学会疼痛学分会委员，中国针灸学会理事，中国针灸学会火针专业委员会及疼痛专业委员会常务委员，中国民族医药学会针刀分会副会长，中国医院协会医疗机构分会委员，中国康复医学会第六届理事会理事，青海省医学会疼痛学分会副主任委员，青海省医学会物理与康复医学分会副主任委员，青海省残疾人协会理事，青海省医学会康养分会副主任委员。2020年获青海省名中医称号。

中学时期，由于家庭人口多，经济收入少，母亲患肺气肿、肺心病，整日咳嗽、咳痰，因求医无路，母亲身体每况愈下，双下肢肌肉萎缩不能行走，最后无法正常生活，年至五十就不幸离世。这对他打击很大，自此立志学医。1982年高考，他成功考入陕西中医学院，自此开始了中医学习的生涯。读书期间，不仅利用闲暇时间跟师学习，更是潜心研究中医经典。大学毕业后，他响应党支援大西北的号召，不顾艰辛来到青海。参加工作的第二年，他主动请缨随医院科研队前往海拔4000多米的果洛州甘德县，参加高原红细胞增多症的科研工作。到达果洛州以后，他高原反应极为强烈，心慌、烦躁、失眠、乏力、气短，心理及生理都受到严重影响，但如此恶劣的气候及工作条件并未使其退缩，他始终坚持在这样的艰苦条件下为国家默默奉献。在科研工作之余，他运用所学到的中医知识，为当地群众治病。之后经常跟随医院老师下乡义诊，牧区老百姓对医生的期待和敬重，让他对自己所从事的医学事业多了一分自豪及更大的使命感。这样的荣誉感及使命感，鞭策他在从医的道路上逐渐成长。

但由于偏远基层物资匮乏，经常会有无处买药的情况，这使他对更方便快捷的中国针灸技术产生了浓厚兴趣，并到处求教、钻研，学习各种针灸方法。有一次一位来采访的记者朋友在工作途中突然出现腰痛、下肢放射性疼痛而无法行走，在没有药物的情况下，他当即使用针刺对其进行治疗，针刺完毕记者即觉疼痛减轻，并能下地行走，第二天就回到了工作岗位，这更使他坚定了学习钻研针灸技术的决心。20 世纪 90 年代，随着下海潮流的到来，许多朋友“孔雀东南飞”下海淘金，他也有过动摇，但凭着对中医的热爱及医学人的使命感和责任感，他最终还是坚持了下来，凭着这份执着，春去秋来历经了 34 个年头，就这样一直在青海扎根，将自己的美好青春奉献给了大美青海这片辽阔而神奇的高原。这些年坚持在高原工作，见证了青海的飞速发展，见证了在中国共产党领导下的中国特色社会主义国家从站起来，到富起来，到强起来的历程！

多年来先后从事中医内科、针灸科、神经内科、康复医学科及疼痛科工作。1996 年晋升为主治医师；2000 ～ 2002 参加第九批援助布隆迪医疗队；2003 年晋升为副主任医师；2010 年晋升为主任医师。2007 年组建成立康复医学科，较早在我省开展中西医结合康复治疗技术。2008 年科室成为全省工伤康复协议单位。2010 年组建康复疼痛科病房。2015 年组建针推康复疼痛科，形成了针灸、推拿、康复、疼痛中西医结合多学科诊疗模式。2016 年他成为第三批全国优秀中医临床人才。

参编学术著作《矿物药的沿革与演变》《青海地道地产药材的现代研究》两部，后者 2008 年获得中国西部地区科技著作三等奖。

发表医学论文 26 篇。2013 年参与完成青海省科技厅科研课题“高原病防治药物应用规律研究研究”1 项；完成院内科研课题 4 项，科技成果鉴定达到国内先进水平。开展“医学三新”项目 17 项，其中 3 项居国内先进水平。

1988 年引进开展了新九针疗法，并在青海省开展培训，使这一技术得到了非常广泛的推广应用。多年来他一直从事针灸实用技术的推广应用，2008

年在省内率先引进开展了银质针导热疗法治疗软组织伤痛，累计治疗数万例患者，临床效果显著。2016～2018年负责青海省中医康复服务能力规范化建设项目，顺利通过验收，使中医传统康复技术与现代康复技术结合，取得了较好的社会效益和经济效益。2017年在省内率先引进开展了微针刀疗法，该疗法具有安全、作用迅速、应用广泛、易于推广应用的特点，开展以来受到广大患者好评，累计治疗数万例患者，因为效果出色，沈永勤也被患者亲切地称为“沈一针”。结合医院业务发展需要，在继承中医传统经验的基础上，他积极创新，工作中努力将中医内科理论、络病学理论、针灸推拿理论、神经内科诊疗技术、中医治未病思想与现代康复医学理论、疼痛医学新理论相结合。他擅长运用中西医结合方法治疗头痛、眩晕、失眠、汗证、急慢性疼痛、关节功能障碍、脊柱相关性疾病、中风及中医疑难杂证，致力于中医针灸防治慢性疼痛的临床研究、中医针灸防治非传染性慢性疾病的临床研究及中医康复临床方法研究。

日常工作中他言传身教，耐心教授下级医生，门诊治疗及病房大查房工作中常常手把手教学演示，帮助年轻医师形成中医辨证论治思维和特色治疗技术的掌握。加强医德教育，常常用孙思邈《大医精诚》鼓励年轻人开展工作。多年来积极带教进修医生、住培医生及实习医师，培养硕士研究生7名。常年潜心研习中医经典著作，倡导“读经典，跟名师，做临床”的中医教育理念，激励年轻一代医师努力学习。积极推进科内跟师传承学习制度，引导年轻医生积极参与经典学习交流，坚持病区每日晨交班经典诵读等。

沈永勤从医34年来，始终坚定践行着一名共产党员中医人的初心和使命！

披肝沥胆赤诚心　敬佑苍生志杏林

——记青海省中医院急诊科主任曹得胜

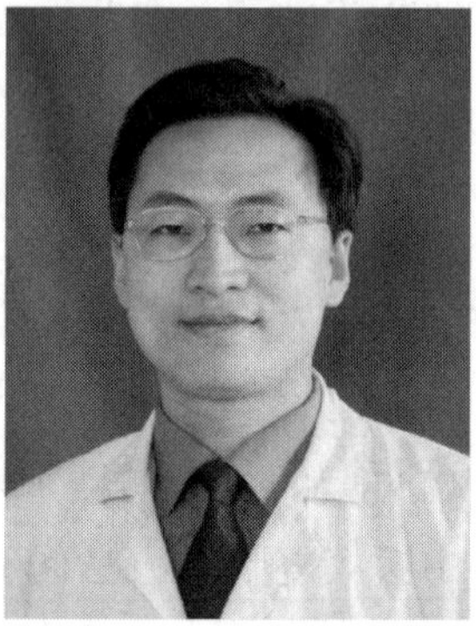

“提起个家来家有名，家住在青海西宁古城。黄河长江一声吼，水塔宝城赛明珠。唐蕃古道丝路驿，文成进藏结新貌。浦宁之珠传笑语，北山古寺祥云绕。文化运河显灵气，大美青海流芳远。一声乡音如兄弟，要袜子连鞋都给你，来碗盖碗茶，吃个尕面片，品一品咱青海情和义。我的大青海，我的黄土地，我的家乡在青海……”每当听到这首赞美家乡的民歌，曹得胜主任不由热情洋溢高声和唱，对家乡的热爱之情绽放在心头，流淌在眉间。作为一名青海人，一名仁心医者，他对家乡的热爱之情，体现在从医三十几年的不凡经历中，体现在对每一位病人的大爱无私中，体现在对家乡的默默奉献中，体现在生活的一点一滴中。

少年心事当拏云，志当高远谋蓝图

曹得胜，中共党员，主任医师，省级名中医，全国中医优秀临床人才，现任青海省中医院临床（一）党支部书记、急诊科主任。年少时有一次陪奶奶看病，他看到医院走廊里的病人，他们的脸上愁云密布，他们的身躯因疼痛而变得佝偻，他们的眼神暗淡无光且绝望。奶奶和病人们的痛苦触动了他幼小的心灵，他立志长大后要学医，解除奶奶和更多人的病痛。功夫不负有心人，经过努力，他如愿考上了青海省卫生学校。从走进校门的那一刻起，曹得胜一头扎进医学的浩瀚海洋中。他认真听每一位老师讲课，不懂的地方及时向老师和同学请教。曹得胜善于归纳总结，常常将各种病证的相似点和不同点进行思考总结，触类旁通，为他以后的从医生涯奠定了坚实的理论基础。1987年青海卫校毕业后被分配到省中医院工作，在这里，他用一颗坚定而勇敢的心走出了一条注定不平凡的人生路。

路漫漫其修远兮，吾将上下而求索

刚参加工作的曹得胜，求知心切，爱学习，勤思考。他热爱中医药事业，在不断的学习和实践中打下了扎实的中医药理论功底，具备了良好的技术素质，能正确应用中西医理论处理内科常见病、多发病，独立处理内科急危重症。1987～1991年在针灸科工作期间，他刻苦钻研，从实践中不断总结经验，形成了自己独特的诊疗方法和技术。他工作仔细认真，严格遵守医疗操作规程，从无漏诊、误诊及任何差错事故发生。鉴于他的良好表现和刻苦钻研精神，1991年6月他被调至急诊科工作。工作期间他从未停止求学上进的脚步，继续在青海医学院、甘肃中医学院求学深造，1999年晋升为主治医师，2005年晋升为副主任医师，2010年晋升为主任医师。

千淘万漉虽辛苦，吹尽狂沙始到金

20世纪90年代中医院急诊科的设备落后，人员缺少，不被老百姓认可，曹得胜并没有因为外在条件而改变自己坚定的信念。为了提高医院急救水平，他先后在北京人民医院急诊内科、华西医科大学ICU进行进修学习。有人说，“三个没有”是急诊科工作的写照：没有举家团圆日，没有睡过安稳觉，没有细嚼慢咽吃过饭。急诊科医护人员每天上班就像上前线打仗，常常和死神赛跑，从死神手里夺回生命。有人问曹得胜喜欢急诊科的什么，他说他喜欢急诊科的年轻，喜欢急诊科的拼搏。的确，年轻就是速度，拼搏就是力量，只有速度和力量，才能将一个个垂危的生命从死亡边缘上拉回，圆了一个又一个家庭的健康梦和团圆梦。只有速度和力量，才能达到急诊科医护人员救死扶伤、为人民服务的目的。“山不在高，有仙则名，水不在深，有龙则灵。”在曹得胜的努力下，2003 年他被任命为省中医院急诊科副主任，2008 年任命为急诊科主任，他带领的科室也年年被评为“先进科室”。他对中医的热情和热爱，在急诊科这个舞台上绽放光芒。

问渠那得清如许，为有源头活水来

为了当好急诊科学科“领头雁”，曹得胜不断加强业务学习。2013 年 9 月～ 2016 年 6 月，他参加国家中医药管理局第三批全国优秀中医临床人才研修班学习，荣获“全国优秀中医临床人才”称号；2019 年 7 月参加国家中医药管理局人事教育司举办的第二期中医医院科主任能力提升培训班；先后跟随青海名医张翼教授、全国名中医陆长清教授学习。国医大师孙光荣、国家级名老中医药专家祝之友、长江学者方邦江教授的学术思想和临床思路都深深影响着他。2011 年被国家中医药管理局抽选为评估专家，在广西壮族自治区进行中医药管理年检查评估工作。2019 年他被聘为青海省中医院中医药专家学术经验继承工作指导老师。他在休克、心肺复苏、急性脑卒中、急性冠脉综合征、危重哮喘、心力衰竭、呼吸衰竭、急性胰腺炎、脓毒血症等疾病方面积累了丰富的经验，可有效地指导下级医师进行急救技术、各种穿刺、急重症监护、气道管理、呼吸机治疗、营养支持、抗感染治疗等。中医院急诊科作为青海省急救中心分站之一，承担院前急救培训工作。曹得胜为了提升院前急救水平，长年不断对医疗人员进行气管插管术、固定包扎术、止血转运等急救技术培训，保证每一位出诊医护人员熟练掌握急救技术，把好病人急救第一关。急诊科是医院人员最多、工作量最大、分工最细的科室，带领这样一个大家庭，曹得胜很少说教讲道理，他总是换位思考，为大家着想，能够听取不同的意见，并在日常工作中不断激励大家团结协作，迎难而上，营造了“团结、严肃、紧张”的和谐氛围。在他的带领下，年轻而又拼搏的急诊科，多次被医院评为先进科室，2007～2008年度及2009～2010年度被卫生部、共青团中央授予“全国青年文明号”荣誉称号，2016年急诊党支部被青海省委授予“优秀基层党组织”光荣称号，2020年3月急诊ICU被青海省妇联授予“青海省三八集体”荣誉称号，2020年5月门急诊团支部被团中央授予“全国五四团支部”荣誉称号。

不要人夸颜色好，只留清气满乾坤

曹得胜作为一名共产党员、党支部书记，深入学习党和国家路线、方针、政策，深入贯彻落实习近平新时代中国特色社会主义思想及党的十九大，十九届二中、三中、四中、五中、六中全会精神，他用自己的实际行动始终践行“两个维护”，践行习近平新时代中国特色社会主义思想，践行“救死扶伤、敬佑生命、甘于奉献、大爱无疆”的宗旨。“宝剑锋从磨砺出，梅花香自苦寒来。”从医多年，他以“一切为了病人，为了病人一切”为中心，在兢兢业业、孜孜不倦的努力奋斗中得到了肯定和认可。

曹得胜为全国中医急诊专科医联体副主席，中国医疗保健国际交流促进会心脏重症分会青海省工作委员会常委，第二届世界中医药学会联合会急诊专业委员会常务理事，西部中医急诊联盟首席专家、分中心主任，青海省中医药学会常务理事，青海省中医药学会急诊专业委员会主任委员，青海医师协会重症分会副主任委员，青海医学会医疗事故技术鉴定专家库成员，西宁市劳动能力鉴定医疗卫生专家库成员，青海省民族医药科技专家库成员。他领导的急诊科是我省省级重点专科，国家级中医急诊重点学科。

他是我省中西医结合急诊学科带头人，他提出了“益气温阳防治高原病”的学术思想，擅长急危重症的中西医结合救治。在中医“整体观念”“扶正祛邪”“治未病”理论指导下，他积极探索中医早期干预危重病的新方法新技术。他提出“从风寒毒燥”论治外感热病、“扶元通络醒神”治疗中风急症、“益气通阳活血”治疗肺胀、“益气温阳化瘀固脱”治疗厥脱的学术观点，在外感高热病、中风急症、肺胀、厥脱等病证救治方面有独到之处，制订了中风、厥脱、外感高热等优势病种的治疗规范，其疗效得到了广大患者和同行的认可，《青海日报》《西宁晚报》曾报道过他的事迹。

肩负责任育桃李。作为一名医生，他认真带教青海大学医学院、甘肃中医学院、青海省卫生职业专科学院、陕西中医学院等院校医学生 1000 余人，可谓桃李满天下。在临床工作中不断总结经验，撰写发表专业论文 16 篇，参与编著学术著作 6 部，完成临床科研课题 5 项。

他创造性地将“分消走泄”理论应运于临床治疗内科疑难疾病，取得了满意的疗效。接诊收治大量内科病人，临床疗效非常显著，许多医治无效的病人经他治疗每获良效。他深受广大患者信赖和好评，创造了良好的社会效益和经济效益。

作为青海省中医院新冠肺炎专家组成员，他参与研制了防治青海地区新冠肺炎的 4 个制剂，即防瘟散（香囊）、扶正避瘟合剂、藿兰清化饮、芩蚕解毒合剂，参与制订了《青海省新型冠状病毒感染肺炎中医诊疗方案》（试行第一版、第二版、第三版），在青海地区新冠肺炎中医防治工作中发挥了重要作用。

在工作中，他以医德规范要求自己，从不以医谋私，自觉抵制行业不正之风，坚决拒绝商业贿赂。他遵纪守法，爱岗敬业，团结同志，顾全大局，对病人真心实意，对医术精益求精，对工作认真负责。他多次被评为医院先进工作者、模范共产党员、优秀党务工作者。

博采众长　继往开来

——专访青海省中医院肛肠学科带头人张颖

2021 年里的平凡一天。“张主任，中午还是加班餐吧？”手术室的护士

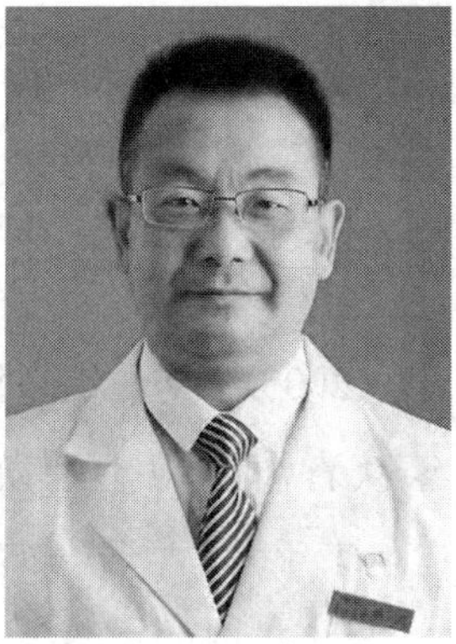

说道。因为连台手术，一直做到了中午，对于一个年近 60 岁的人来说，一上午的站立并不容易，但这是一名外科医生的日常工作。有时候我们会问，为什么这把年纪还要这么辛苦，明明有团队人才可以代劳手术，他每次总回答：“因为希望我亲自做手术的患者太多，不愿辜负他们的期望。”于是，暑往寒来，数十载如一日地为人民服务，养成了事必躬亲、精益求精的习惯。

肛肠学科，别开生面

张颖，男，汉族，中共党员，1964 年出生，河北省保定人，大学本科学历，主任医师。少年时，生长于农村，12 岁来到青海。17 岁考上了山东中医学院（山东中医药大学）中医系，1986 年 7 月毕业，同年 8 月被分配到青海省中医院肛肠科工作。初来青海省中医院，发现青海地区痔瘘诊疗过于粗简，很多简单的疾病却得不到精准的手术治疗，于是为了充实自己的理论及动手能力，他决定外出进修，他于 1988 年 9 月～ 1989 年 8 月在成都中医药大学附属医院痔瘘科进修学习。进修期间他认真参与每一台手术，术后认真总结技巧经验，反复琢磨其中的门道。进修后他将肛裂纵切横缝术和腰俞穴麻醉（骶管麻醉）术引进青海省中医院。1998 年 12 月～ 1999 年 9 月在青海省海西州格尔木市（青海省中医院格尔木分院）工作。1999 年 9 月任肛肠科第一副主任（代主任）。2000 年 3 ～ 9 月到北京中医药大学东直门医院肛肠科进修学习。随后将直肠前突经阴道 / 会阴修补技术引进青海省中医院，并自创环状混合痔切除缝合技术。在省内首次开展直肠阴道瘘修补术及先天性肛门闭锁肛门成形术。2000 年 9 月任肛肠科主任。2003 年 1 ～ 5 月到青海大学附属医院肿瘤外科进修学习，系统学习肛肠肿瘤的手术治疗。随后开展了尾骨旁入路切除骶前肿块和经肛直肠肿物的切除术。2003 年 11 月 18 日被青海省卫生厅认定为学科带头人。

继往开来，勇于创新

2005 年 9 ～ 11 月到中国中医研究院广安门医院肛肠科进修学习。2008 年获青海省卫生系统先进工作者。另外，开展了肛瘘的保留括约肌手术（LIFT 手术）、混合痔保留肛垫的 pph 技术、肛门紧缩术及会阴三度裂修补手术。开展“三新”技术 10 余项。参与研制止血煎、止痛栓、长效止血栓、祛毒洗剂等院内制剂。运用中西医结合方法治疗便秘，取得了很好的疗效。曾任青海省肛肠病诊疗中心主任，青海省中医院肛肠一科主任，兼任中国医师学会肛肠分会疑难病专业委员会第一届委员（2019），中华中医药学会肛肠分会第七届常委（2019），中国医药教育协会肛肠疾病专业委员会第一届常委（2018），中华预防医学会肛肠病预防与控制专业委员会第一届常委（2016），中国中西医结合学会大肠肛门病专业委员会第四、五、六届委员（2010 ～ 2021），青海省中医药学会肛肠分会主任委员。

擅长痔、瘘、肛裂、肛周脓肿等肛周疾病的中西医结合治疗；对环状混合痔采用肛门皮瓣成形术（2000），对单纯低位瘘的手术除传统的切开方法以外，还采用切除缝合或保留括约肌的（LIFT）手术方法（2015），对高位复杂性肛瘘采用挂线并支管切除引流或缝合的方法（1999），对直肠前突引起的出口梗阻型便秘进行经会阴及阴道修补（2000），对直肠阴道瘘修补手术治疗有独到的经验。

2005 年，开展直肠阴道瘘手术。2019 年，与外科付长海主任合作开展直肠脱垂经肛手术和肛门松弛括约肌折叠手术。近年又积极探索中药益气养阴辨证治疗慢传输型便秘。

追根溯源，返璞归真

张主任在访谈期间回忆，当年有很多慕名而来的病患，甚至有远在北京的患者来到西宁请他手术，每每谈及此事，忆往昔峥嵘岁月稠的感慨油然而生，我想，这也是每一位外科大夫的自豪吧。一个人的辉煌对于整个医院的历史来说只是一朵浪花，在知天命之年时，他已经开始思索这个问题，并着手培养科室人才梯队。他们的学术思想师承曹吉勋教授，简称为曹派，曹氏肛肠学非常注重中西结合，学术范围广泛，以手术为传承点，其内痔枯痔液注射、肛瘘低位切开缝合高位挂线、复杂性肛瘘管道切开缝合内口挂线引流治疗、双层注射治疗脱肛等手术方式仍是常用的经典术式。张主任在30多年的行医生涯中更是总结出了自己的学术特色。他认为治病求本，很多痔瘘疾病的发生根源在于便秘或腹泻，这两种因素均可导致腹压升高，使肛周血运受阻，其中以便秘为甚，长期排便异常导致Treits肌断裂，肛垫下移，导致痔疮形成，而手术治疗是手段，纠正不良排便习惯是关键。其中医治疗便秘更多从虚论治，认为目前功能性便秘多因脾胃虚弱，或因湿生虚，或因实变虚，其治疗大法以通为畅，攻补兼施。其自创环状混合痔切除缝合术以求达到还原病前肛门的形态，力求外痔的全部切除，且缝合切口，加速愈合，不留疤痕，达到了美容级切口水平。

张颖主任深研肛肠疾病30余年，身体力行，用一台台手术、一滴滴汗水赢得了青海好专家、学术带头人等美誉，但是，沉默少言的张主任像老黄牛一样，默默地耕耘在青海肛肠病领域这片土地上，荣誉加身的他，只想做好每一台手术，朴实无华。

立足高原　奉献人生

——一位从事医学影像 36 年的工作者

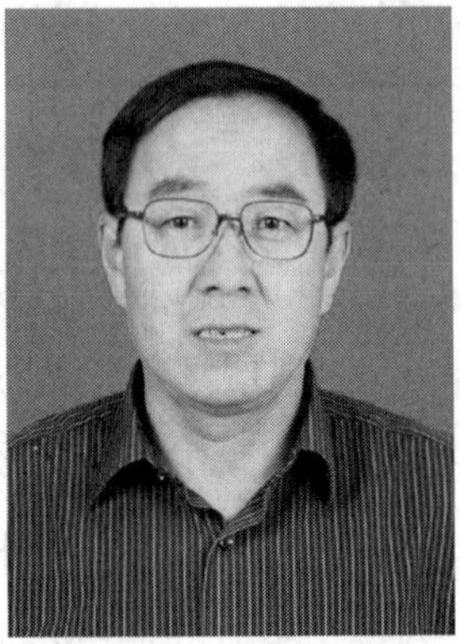

曹增忠，男，生于1955年，是地地道道的农民的儿子。一个偶然的机会，从陕北农村来到青藏高原，与医学影像结下了不解之缘，一干就是36年。日月如梭，转眼间一位风华正茂的青年成为了年过花甲的老者。

崇尚医生，萌发初心

6岁时母亲因一次突如其来的疾病被夺走了生命，他幼小的心灵受到极大的创伤。他的心里总是暗暗地想，“为什么农村有这么多的病人就没有医生给看呢？”后来才知道，一是穷，看不起病，二是医院少，也离家太远，至少在百里以外的县城。从那时起，他就痛下决心，长大后当一名医生，解除无数病人的痛苦。

他从小就是一个懂事、好学的孩子。小学至高中一直是品学兼优的好学生。在上高中期间，由于品学兼优，他光荣加入了中国共产党。高中毕业后，由于当时的特殊情况未能继续深造，只能回乡务农。1976年，一个偶然的机会，他背井离乡来到了青海，进入了青海省卫生职业技术学校学习，他当时的心情不知有多高兴，做医生的愿望变成了现实。他学的是放射专业。那时医院的放射业务很不发达，人员奇缺，算是冷门吧。他基础较差，但勤学上进，很快就在班级里出类拔萃了。实习阶段，他被分配到青海省中医院实习。在六个月的实习期中，他勤学好问，努力工作，最终因表现、成绩俱佳，被留院工作了，从此与青海省中医院结下不解之缘。

脚踏实地，夯实基础

当时的科室，人员少，设备简陋，防护措施差，开展的业务简单。工作不到半年，他身体就出现了诸多不适，先是脱发，逐渐出现了牙龈出血，血小板、白细胞减少等一系列放射性损伤的表现，当时他心里骤然产生了惧怕感，萌发了转行的念头。最终科室几位老前辈的奉献精神感染了他。他们为了查清疾病，不计个人得失。当时科里仅有的防护设备是铅围裙和铅手套，既笨又重，用起来很不方便。记得有一天，吴主任给患者做胃肠钡餐检查，由于病情特殊，患病部位显露不清，无奈之下，她直接去掉铅手套，在 X 光下为患者挤压腹部，最后患者病灶找到了，可她那无防护的手指骨也显露在荧光屏上。此印象刻骨铭心，深深地影响了他。他问吴主任："您不要命了吗？"她无奈地说："没办法，为了病人，我们总要有付出，不过你别怕，以后条件会好的。"她的这种精神打动了他，从此他打消了改行的念头。

记得一个大年初一的上午，大家都在休息，只有他值班，突然来了一个急腹症患者，外科要求立即做钡灌肠检查，以明确诊断，确定是否手术治疗。依旧是那台旧设备。由于当时灌肠器没有外加动力，肠管受挤压，钡剂很难灌入，各种体位辗转反复，手推挤压无以数计。整整忙了两个多小时，射线吃了不少，累得他大汗淋漓，身心疲惫，总算是搞清楚了肠梗阻的原因，是腹腔肿瘤所致。随后外科做了急诊手术，肠梗阻解除了。看到患者转危为安，他也得到了极大的安慰。

1990 年，他因工作成绩突出被推到了放射科主任的位置，他深感压力之大，为了更好地发挥专业技能，为了服务临床，他大胆地对科室工作进行改革。首先将科室现有人员分为诊断和技术两个组，以便确定人员的发展方向。为保证照片质量和诊断水准，他制定出了照片质量评估标准和集体读片制度。

设备实行专人保养、维护，确保其正常运行。为了提升专业水平，鼓励科室人员外出学习，进行学术交流，参与科研工作，并撰写专业论文，科内讲课等也纳入了个人考核指标，使科室工作上了一个新台阶。

随着医院的发展，科室人员由几人发展到了几十人，落后的普通放射设备逐渐被现代化的数字设备所取代，知识的更新迫在眉睫。作为科室主任，他率先在国内知名大医院进行学习深造。科室其他人员也轮流外出学习，使科室人员的专业水平得到了快速提升。

拓展业务，服务临床

伴随着医院的发展，科室引进了诸多新设备，业务渠道也迅速拓展，在他的带领下，陆续开展了 CT 下颅内血肿的定位、定量测定，经皮肝、肾、胆道疾病的定位穿刺，腰椎间盘切吸定位穿刺，下肢静脉血管的数字减影，CT 下腰椎骨密度的测定、胃肠道功能运输试验、直肠前突影像诊断，乳腺钼靶及热扫描等新技术，极大地丰富了科室的业务，为临床提供了更好的、更有价值的诊断依据。每年都有 3 ～ 5 项“三新”项目的开展。不少论文发表在省内外专业的刊物上。他先后发表论文二十余篇。他精益求精、认真踏实的工作，也得到了医院的肯定与认可，多次获得先进工作者和优秀党员称号。

36 年的奋斗、追求、奉献，他无怨无悔。他始终没有忘记初心，没有忘记入党时的誓言，没有动摇做一名合格医生的信念。现在虽然退休，但他时刻关注着医院发展，医院的每一步发展，他都看在眼里，喜在心上。这可能就是一位曾在医院工作过的老职工对医院的眷恋和情怀。

雪域高原苦钻研　硕果累累济民生

——记青海省中医院中药研究所所长贾守宁

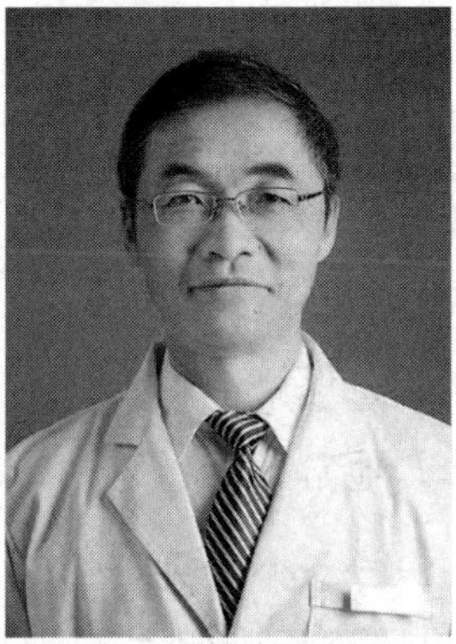

贾守宁同志1989年参加工作，长期从事青海省道地地产药材保护利用和高原病的防治研究工作。三十多年来，他立足高原，刻苦努力，奋发有为，锐意创新，以实际行动践行着一个科技工作者的责任担当，在平凡的岗位上为高原居民健康保驾护航、为青海中药资源保护做出了积极贡献。

天道酬勤，学无止境，夯实科研事业

1964年5月，贾守宁出生于河南省一个小县城，7岁跟随支援青海的父母来到西宁。小时候的他，有着一股韧劲，学习比别人刻苦，成绩总是名列前茅。他凭借韧劲和努力，1985年考上陕西中医学院，学习中药专业，在校期间品学兼优。1989年大学毕业后，毫不迟疑地回到了养育他的青海，进入青海省中医院药房工作。凭借努力和聪慧，贾守宁同志很快便脱颖而出，进入中药研究所工作。他刻苦钻研，酷暑严寒从不停歇，在专业理论知识、学术研究方面取得了丰硕成果。2015年，贾守宁同志参加中药资源管理人才研修班继续深造，并于2017年3月结业，继续在青海省中医院发光发热。

攻坚克难，脚踏实地，研究急慢性高原病

青藏高原高寒缺氧，人的头脑会因缺氧变得异常沉重，思维也会迟钝，由于缺氧而引起的急慢性高原病严重威胁高原居民和移居者的身体健康，严重者会引起肺水肿、脑水肿等，出现头痛、头晕、恶心、心慌、气短、呕吐，严重时呼吸困难，甚者会有生命危险，但一直没有特异性的药物去防治。如何保障高原人民的健康、造福高原人民，一时间成为医学难题。

贾守宁同志和他的高原医学研究团队，常年活动在青藏高原，在多个高海拔地区开展试验。贾守宁同志坚持“用地方药材防治地方病”的研究理念，不断挖掘高原特色生物资源在防治急慢性高原病中的作用，保障高原人民健康。他叫不出很多同事的姓名，却对高原植物如数家珍，他常常困惑于西宁市的城市道路，却对通往高海拔藏区的每一条道路了如指掌，衣不兼彩的他对作为研究对象的实验动物却十分“爱戴”，他在实地科研过程中胆大心细，不畏艰难。

还记得第一次跟随贾守宁同志去曲麻莱县开展一项急进高原的实验研究，我们在机场整装待发，“迎接”来自北京的平原实验动物，装车完毕便火速赶往曲麻莱，路上不敢停留，生怕适应力极强的实验动物快速适应高原缺氧低温环境而实验失败，到达目的地便给这些来自平原的“客人”安排“食宿”，立即开展实验研究，持续工作直到凌晨，才摸黑驱车到县城郊区的加油站附近吃上热饭。夜晚车灯下风雪交加的场景至今历历在目，也是第一次知道“霰”这种高原夏天才有的独特天气。日后的每天贾守宁同志和年轻的实验员一样，持续开展高强度的实验，无暇领略高原雪域的独特风光，回西宁的路上，贾守宁同志神采奕奕的表情记忆犹新，和“瑞雪兆丰年”的预兆一样，实验收获了不错的结果。

目前，贾守宁同志主持的“藏药红景天防治急性高原病的效应物质基础研究”“红景天苷对高原红细胞增多症大鼠红细胞膜的影响及作用机制研究”

项目正在实施。已结题的项目有“青海省道地中药材资源可持续利用的调查研究”“基于文献和病历资料分析中医药防治高原红细胞增多症用药规律的研究”“红景天苷防治高原红细胞增多症微循环障碍作用机制的研究”“高原病防治药物应用规律的分析研究”“青海省中医药传统知识调查研究”“护胃散对急进高原胃黏膜相关因子影响的实验研究”“藏药复方对高原气虚血瘀证动物微循环影响的研究”“模拟高原环境建立气虚血瘀证大鼠疾病模型及藏药对其防治作用的实验研究”。

自参加工作以来，贾守宁同志开展高原病的防治研究，通过一系列科研项目的实施，在急慢性高原病的发病原因、相关指标变化、预防措施、药物干预方面取得了长足的进展。他致力于高原红细胞增多症和急性高原病防治研究，承担 11 项省部级课题，获科技成果 9 项。他主持完成的“高原红细胞增多症红系过度增殖分化机制与中医药防治”项目，2018 年获得青海省科学技术进步三等奖。这项课题揭示了高原红细胞增多症的发病机理，并制定了中医药防治方案，在多家医院推广应用，提高了临床诊断率，降低了医疗费用，缩短了患者平均住院日，填补了慢性高原病研究工作中对红系过度增殖分化发生机制和中医药防治方面的空白，为保障高原地区生活人群的健康做出了贡献。

指导中药资源普查工作，促进中药资源可持续发展

中药资源是中医药事业赖以生存和发展的物质基础，中药资源普查是全面获取我国药用资源信息的重要手段。2012 年国家中医药管理局组织开展了第四次全国中药资源普查，我省也确定了此次普查的工作任务，此次普查贾守宁同志被聘为全国中药资源普查专家指导组成员，不但参加了全国中药资源普查的技术工作，而且还按照国家的统一要求，结合我省实际，负责指导我省中药资源普查工作，制定了我省普查的技术规范，编写培训手册，指导实施过程，做好数据整理和分析工作，为我省顺利完成中药资源普查任务做

出了贡献。

这次普查就是要摸清家底，掌握动态，采取必要的保护措施，实现中药资源的可持续利用。为了充分做好普查工作，贾守宁同志与其他同事一道，走访了多位健在的参加过第三次全国中药资源普查的老前辈、老专家，以期获取帮助和指导。

贾守宁同志一行人初次去达日县普查时，虽然是仲夏时节，绿地毯般的草原绵延千里，但天空时不时飘着雪花，碧绿草原处处白雪皑皑的山峰，告诉人们，这里是“世界屋脊”青藏高原的腹地，平均海拔超越4000米。生活在平原的人们，很难体会到高海拔对人类活动造成的困难。海拔一旦超越3000米，盲目的强体力劳动具有相当的危险性。

中药普查重要项目之一就是标本采集和分布区调查。一些青海独特的野生药材品种，分布区域大都在雪线以上，在海拔接近5000米的高寒带。为了采集标本，就得首先征服高山。“爬山越接近雪线，呼吸越困难。拼劲吸一口气，仿佛只吸了一小半。脑袋觉得变大，头痛如影随形。嘴唇发紫，脸色发青，抬腿重似千斤，都是很正常的高山反应。只能横下一条心，一小步一小步往高挪动。尽管心有一万个止步的欲望，但你清楚，一旦停下，再迈不动脚步！”贾守宁这样说。

谈到高原野外工作经历的时候，贾守宁同志讲了一段在达日草原的亲身遭遇。他说，2015年秋天，有一名省外专家到达日县指导工作，专家仗着身体好，又有多次参加过高原作业的经历，以为高原作业除了气温偏低和走路较吃力、干活易疲劳、睡觉不踏实外，不会有啥大麻烦。对于有的老同志“高原晚饭要少吃”的告诫，这位专家根本没有引起足够的重视。结果，有一天晚上因饱食引起剧烈的高原反应，整整折腾一夜。幸亏撤回及时，要不就可能造成严重事故了。

对于普查工作，他这样形容：跋涉，寻觅，跋涉，寻觅，直到找到为止。上山下乡，平均一天走十几里山路，这对50多岁的贾守宁同志，真是一种“折磨”。不过，苦不怕，关键是要有所收获。运气好时，一天可以采集到30

多种中草药，而大多数时候，走了整整一天却只采集到七八个品种。为了保存好这些样本，趁歇脚的工夫他整理、制作标本，并及时记录中草药生长的地点和生态环境等因素。有时，采集到的样本过多，还要带回单位处理，经常忙完已是深夜一两点钟。并且，上山寻“宝”并不像人们想象中那么轻松和充满乐趣，很多时候，危险、辛苦与发现并存，稍不留心的迷路、蚊虫的叮咬都是经常发生。中药有季节性，春夏秋冬是一个完整的周期，普查要抢在植物的生长期。第一次来普查靠兴趣，第二次来靠责任，第三次来靠精神，贾守宁团队坚持十年如一日，直到完成任务，靠的是对工作的热爱、对使命的担当。

贾守宁同志一边从事实地考察，一边亲自实践，一边又著书立说，总结自己多年的研究成果和实践经验，先后参与编写《青海省中藏药材种植技术手册》《羌活生产加工适宜技术》《青海省中医药传统知识荟萃》《青海省中药材信息监测和技术服务手册》《青海省共和县药用植物图谱》。同时，贾守宁同志还主持和参与多项科研课题并取得了喜人的成就，如“国家中医药传统知识保护技术研究之青海省中医药传统知识调查”“青海省道地药材可持续利用的调查研究”“基于文献和病理资料分析中医药防治高原红细胞增多症用药规律的研究”等。

担任重要学术兼职，淡泊名利，贡献专业力量

贾守宁同志担任中国中药协会药酒专业委员会委员、中国民族医药学会药用资源分会常务理事、中国中药协会中药资源多样性与生态经济专业委员会委员、全国中药资源普查试点工作专家指导组成员、中国药学会第一届中药资源专业委员会委员、国家基本药物中药原料资源动态监测和信息服务体系技术专家委员会委员等职务，开展学术活动，架起了我省与全国中医药领域沟通交流的桥梁。

从业期间，贾守宁同志获得多项荣誉称号。2006 年 10 月获国家中医药管

理局授予的“中医药科技管理工作优秀工作者”称号；2017年10月获青海省人民政府授予的“青海省优秀专业技术人才称号”；2019年2月获青海省卫生健康委员会授予的“2018年度全省医药卫生系统优秀科技工作者”称号。因优异的科研成果，先后3次获中华中医药学会科技进步奖，1次获青海省科技进步奖，并荣获“青海省高端创新人才千人计划领军人才”称号，带领团队获“青海省高端创新人才千人计划创新团队”称号。

一个人一旦与高原结缘，就是全身心的付出与奉献。贾守宁同志在高原践行了半生“春若不耕，秋无所望；寅若不起，日无所办”的辛勤，天道酬勤是他在青海中医工作30余年最生动的阐释。

甘于奉献守护生命健康　自强不息放飞青春梦想

——记青海省优秀专业技术人才曲宁

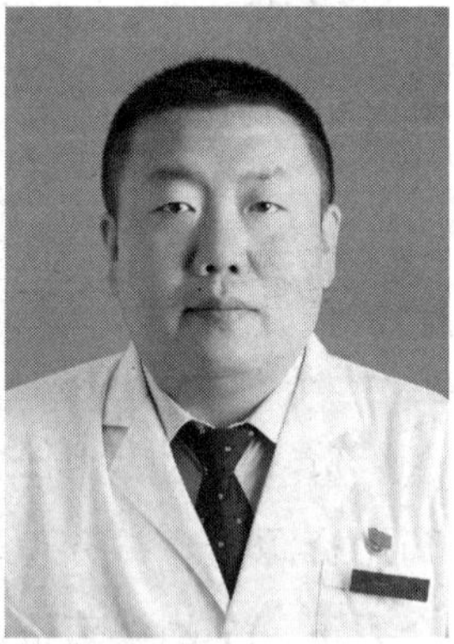

曲宁，男，汉族，中共党员，大学学历，主任医师，硕士研究生导师，青海省中医院麻醉科主任、党支部书记，“青海省高端创新人才千人计划拔尖人才”，青海省自然科学与工程技术学科带头人，青海省优秀专业技术人才。从事急救复苏、临床麻醉及疼痛治疗工作20余年，具有扎实的理论基础和丰富的临床经验。曾荣获“青海省五四青年奖章”“青海省向上向善好青年”“优秀共产党员”等荣誉称号。学术兼职包括中国中西医结合学会麻醉分会委员、中华医学会麻醉分会中西医结合学组委员、中国老年医学会麻醉分会委员、欧洲麻醉杂志EJA中文版编委、青海省麻醉质控中心副主任、中国医师协会青海麻醉医师分会副会长等。

作为一名党员，曲宁同志始终积极上进，拥护党的领导，关心国家大事，认真学习贯彻习近平总书记系列重要讲话精神、党的十九大精神及党的十九届二中、三中、四中、五中、六中全会精神，学习习近平新时代中国特色社会主义思想、《习近平谈治国理政》，积极参加“不忘初心、牢记使命”主题教育和党史学习教育活动，不断锤炼党性，坚定理想信念，努力提升自身素质，坚决拥护以习近平同志为核心的党中央领导，增强“四个意识”，坚定“四个自信”，做到“两个维护”，严守党的政治纪律和政治规矩。认真履行党支部书记职责，建立健全工作制度，带领支部的党员职工认真开展组织生活，党支部建设工作井井有条。同时，认真履行党建带团建职责，经常性指导团建工作，组织科室年轻人开展医疗竞技比赛、青春故事分享会、经验交流会、谈心联谊等活动。进一步增强了科室的凝聚力和向心力，引导了年轻人进一步坚定信念、坚守信仰。2013 年手术麻醉科被共青团青海省委授予“青海高原青年文明号”，2021 年手术麻醉科被共青团中央授予“全国青年文明号”。

参加工作以来，曲宁同志一直严格要求自己，力争做麻醉领域里最优秀的医生，凭借着对麻醉学的热爱和孜孜不倦的追求，他长期坚持学习，并不断反复实践，结合自己的工作实际慢慢回味和反复推敲。经多年学习和实践，曲宁成长为一名知识型、科技型、创新型高级管理人员。为了带动科室的同志们努力学习，提升技能，他制定了科室人员的考核奖励政策，充分调动了医护人员的积极性，给他们提供了充分发挥自身优势的舞台。近 5 年个人累计完成手术麻醉 3000 余例，抢救各类病患 1000 余例，在核心期刊发表论文 10 余篇，均被 CSCD 收录，参编翻译麻醉专业论著 1 部，主持和参与省部级科研课题 10 项，个人获得科研经费支持 60 余万元，部分课题达到国内领先水平。在曲宁的带领下省中医院手术麻醉科的科研、“三新”工作实现了零的突破。

医者仁心。曲宁凭着对医疗事业的高度使命感和责任心，怀着对生命的敬畏和珍惜之情，不抛弃不放弃每一个患者，全身心为患者服务，把青春智慧无私地奉献给了他钟爱的医疗事业。为切实服务好患者，他牵头开展手术室内“以病人为中心”的优质服务活动，在为患者提供优质手术麻醉基础上制定了一系列的便民措施，规范医护礼仪，坚持科室人员照片上墙，公布向社会承诺内容，不断地改善科室服务水平。他建立并坚持医患谈话制度，对患者及家属进行疾病的详细讲解与治疗的沟通，对于患者以及家属提出的问题给予耐心细致的解答。在工作中他带头严格执行《医疗机构工作人员廉洁从业九项准则》“十六禁”要求，坚决拒收红包、礼品，坚决不拿患者一针一线，并且耐心地向患者进行解释，让患者及家属消除疑虑，得到了患者的一致好评。

曲宁同志作为共青团青海省委第九届、第十届青联委员及第十一届青联常委，他多次参加团省委组织的爱心传递等公益活动，2016 年起通过团省委和医院帮扶共建平台，与湟源县中医院、玉树州曲麻莱县人民医院签订共建帮扶协议，针对共建医院的特点和需求，到共建医院开展多种形式的帮扶工作，着力提高帮扶效果。在为共建医院提供技术支持的同时，协助共建医院进行人才培养，完善医疗规范，提高管理水平，使共建医院的手术麻醉技术和管理水平得到明显提高。曲宁同志带领团队成员赴玉树州曲麻莱县、海北州门源县为县乡医护人员进行麻醉专业和疫情防护相关培训 150 余人次。

作为一名麻醉医生，曲宁始终抱着“扎根高原、奉献医疗”的愿望，在平凡的工作岗位上，做出了不平凡的贡献，他所表现出的无私奉献的敬业精神深深感染着他身边每一个人，他以服务赢得了尊重，以任劳任怨得到了肯定，以勇于创新收获了赞赏，以无私奉献的精神给全省青年医生做出了表率，以自己的行动践行着希波克拉底誓言。

秋收篇　高原中医护理

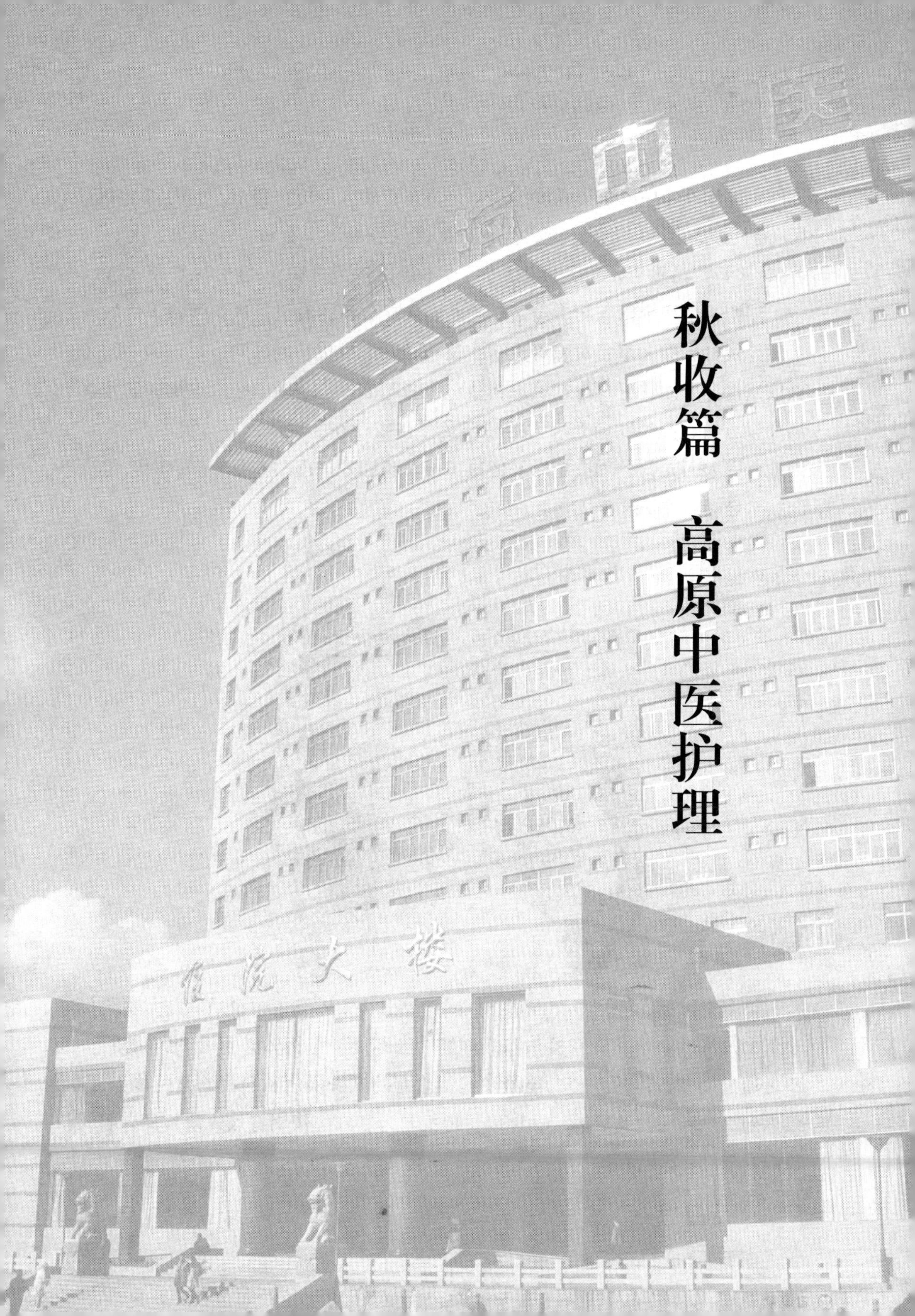

中医护理是中医学的重要组成部分，有着悠久的历史和丰富的内涵。中医护理历来在中医学整体观、辨证观的理论指导下，强调“三分治，七分养”，坚持“防重于治”的原则，“圣人不治已病治未病”。在临床护理实践中，强调人是一个以脏腑、经络、气血为内在联系的有机整体，强调人体与自然界及社会的关系，对患者进行辨证施护。通过望、闻、问、切四诊手段获取病情、个体状况、心理状态、社会环境等信息，应用中医八纲辨证的方法加以分析、归纳，确立病人的证型及存在或潜在的健康问题，提出因时、因地、因人而异的护理措施以及健康指导。辨证是护理的主要依据，中医传统技术是它的重要内容。

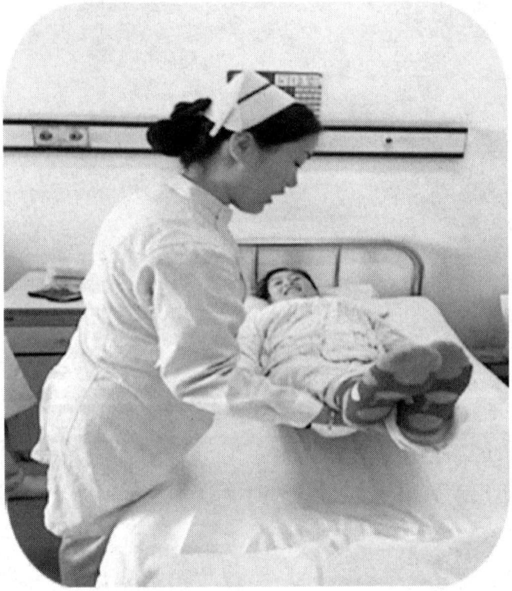

很多中医技术如刮痧、推拿、拔罐、导引、太极拳等中医适宜技术不同于药物疗法，它们不能直接消除病原体，也不能补充机体必不可少的物质，而是通过调整机体的生理功能激发机体固有的抵御疾病和自我修复的能力，以达到医疗和保健的目的。这种以生理机制为基础的作用特点，使其具有明显的安全性和适用范围广泛的优势。

中医适宜技术

青海省中医院积极开展及推广中医适宜技术，各科室中医护理技术项目及应用人次逐年上升，目前全院开展中医特色适宜技术 60 余项。近三年全院成功申报中医护理省级“三新”项目共 27 项，国家级“三新”项目 1 项。

为进一步挖掘中医适宜技术内涵，推进中医护理技术品质纵深发展，护理部于 2019 年成立“青海省中医院中医治疗区”，集中接收部分住院及门诊患者，实施各项中医适宜技术，以科学循证理念凝练技术品牌。

（一）耳穴压豆

用胶布将王不留行籽准确地贴于耳穴处，给予适度的揉、按、捏、压，使其产生酸、麻、胀、痛等刺激感应，通过经络传导，达到通经活络、调节气血、防治疾病的目的。它简便易行，安全可靠。

1. 小耳穴，大作用

在耳朵上聚集着约 120 个穴位，而且与全身的经络相连，与五脏六腑的健康有着密切的关系，当人体内脏或躯体有病时，常会在耳郭上出现“阳性反应”，如压痛、变形、变色、结节、丘疹、凹陷、脱屑等，这些部位就是耳穴治疗的刺激点，通过刺激耳穴，把这些异常的现象消除，身体的状况自然就可改善了。

2. 适应证

（1）耳穴预防：改善视力，减轻晕车、晕船、感冒等症状。

（2）耳穴保健：戒烟、戒酒、减肥、美容、抗衰老。

（3）耳穴治疗：①疼痛性疾病：如牙痛、肩颈痛、痛经、扭伤等。②急性炎症：如咽喉炎、肠胃炎、牙周炎等。③过敏与变态反应性疾病：如荨麻疹、哮喘、鼻炎等。④心血管疾病：如冠心病、高血压等。⑤精神、神经性疾病：如神经官能症等。⑥内分泌代谢性疾病：如糖尿病、更年期综合征等。⑦其他：如便秘、催产、催乳、肢体麻木等。

（二）穴位贴敷

穴位贴敷是将所用的中药研成粉，加适量的赋形剂制成糊状，贴敷在人体穴位，通过刺激穴位，激发经气，达到疏通经络、缓解胃脘疼痛、行气消痞效果，用于缓解或消除胃脘疼痛、腹胀、便秘、腹泻、失眠、胁痛等症。

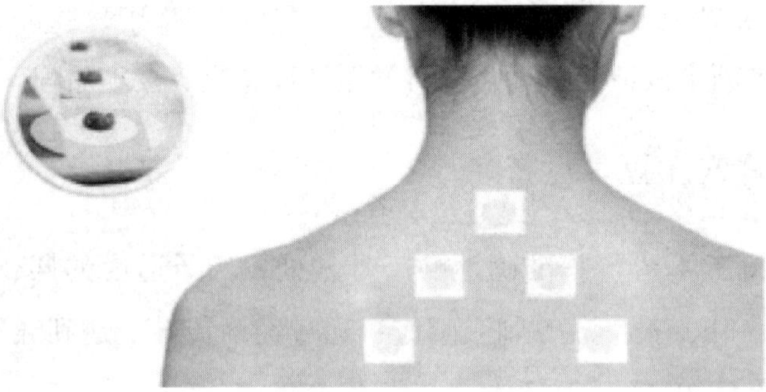

（三）李氏虎符铜砭刮痧

刮痧是传统的自然疗法之一，它是以中医皮部理论为基础，用器具在皮肤上进行刮拭，以达到舒经通络、活血化瘀效果。刮痧有治疗和预防保健作用，能治疗内科、妇科、男科、儿科、外科、皮肤科、伤科、眼科等病证。

虎符铜砭由黄铜制作，能与人体部位契合；刮痧时铜板温度升高，患者感觉温热舒适，能够很好地发挥活血通络、散寒止痛的作用。在临床应用中铜砭刮痧较其他刮痧器具刮痧具有出痧快、效果好的特点。

青海省中医院成为李氏虎符铜砭刮痧联盟成员单位。此法在颈椎病、肩周炎、偏头痛、痛经、失眠等疾病治疗方面具有很好的临床疗效。

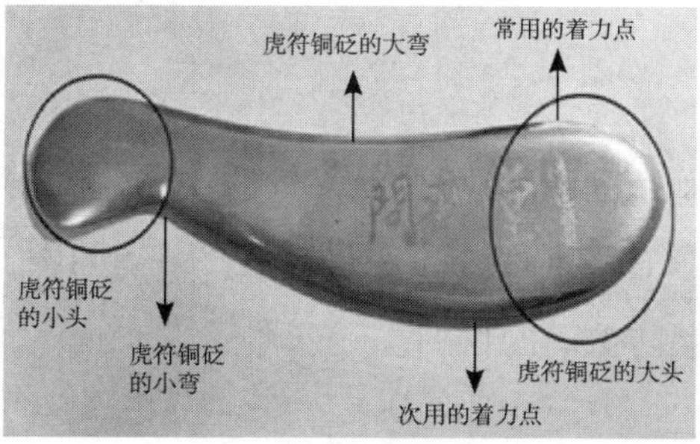

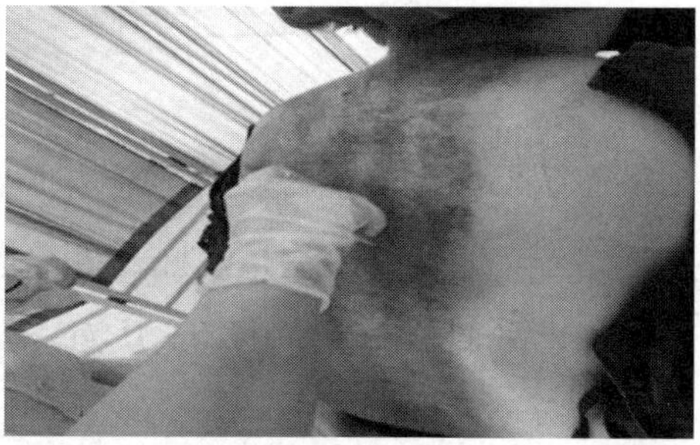

（四）竹药罐疗法

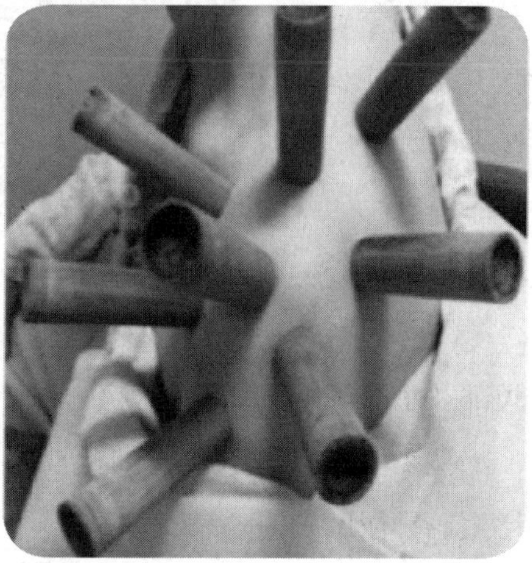

竹药罐疗法是以中药煎煮的竹罐吸拔于相应的穴位上，通过吸拔及药物渗透治疗的双重作用，达到祛风除湿、活血舒筋、散寒止痛、拔毒消肿的作用。

可用于治疗各种原因引起的头痛、颈椎病、颈肩综合征、肩周炎、腰肌劳损、腰椎间盘突出症、坐骨神经痛、风湿及类风湿关节炎、产后痹症、月经不调等。

（五）刺络拔罐

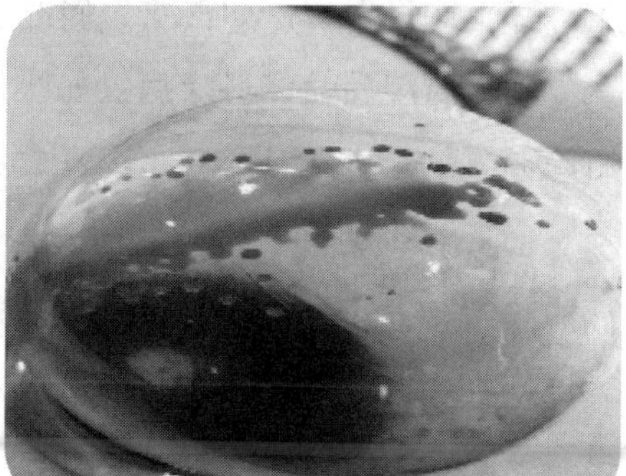

在特定穴位或皮损处消毒后，用三棱针（一次性血糖针）点刺出血，再将火罐拔于点刺部位，以达到温通经络、泻热解毒、活血化瘀、调和气血、散寒除湿、消肿止痛作用。

多用于热病、痛症、瘀血证、丹毒、带状疱疹、湿疹、银屑病、扭伤、乳痈等病证。

（六）督灸

督灸，顾名思义即在督脉上艾灸，此法借助督脉总督阳气的作用，激发协调诸经，发挥经络内连脏腑，外络肢节，沟通内外，运行气血，平衡阴阳，抗御病邪，调整虚实的功效，从而达到预防保健的目的。

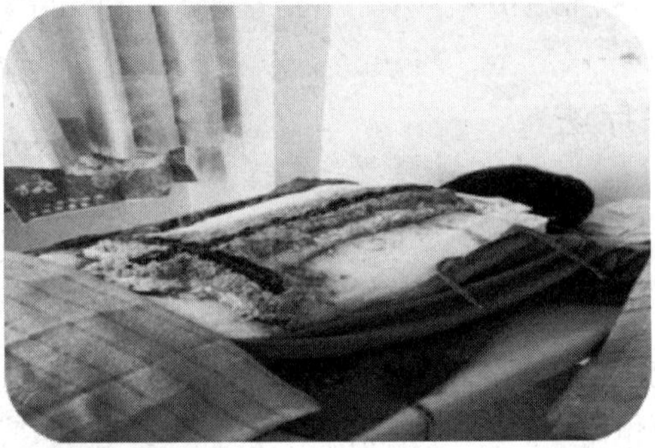

适应证：

（1）虚寒性疾病：表现身体疲乏、懒散、打不起精神、没有胃口、怕冷、腹部及手脚等部位发凉等。

（2）泌尿系统疾病：如慢性肾炎、慢性肾衰、复发性尿路感染、前列腺增生、排尿困难等。

（3）呼吸系统疾病：如慢性支气管炎、哮喘等。

（4）消化系统疾病：如慢性胃肠炎，腹痛、腹泻、胃痛、食欲不振等。

（5）妇科疾病：如宫寒、痛经、月经不调、产后调养、盆腔炎等。

（6）风湿及骨伤科疾病：如腰椎间盘脱出症、强直性脊柱炎、腰肌劳损、肩周炎等。

（七）十字灸疗法

即在中脘穴至中极穴的任脉部位与双侧带脉穴的中间部位进行施灸，通过腧穴、药物、生姜、艾绒的综合作用，达到滋补肝肾、益气固表、培元固本的功效。

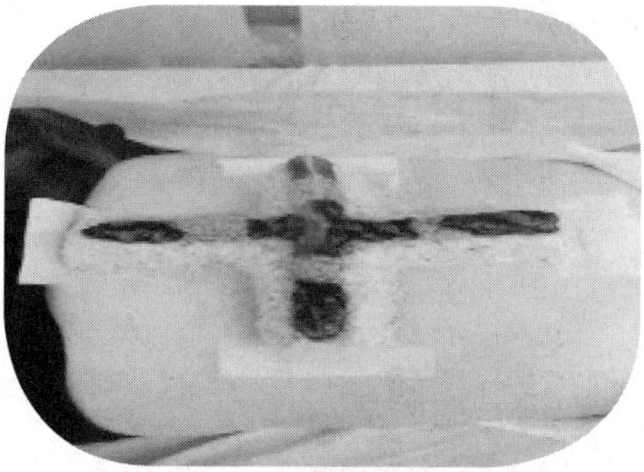
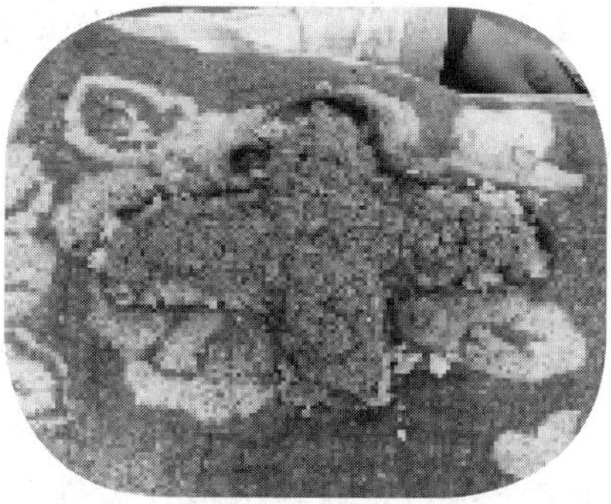

十字灸可温中散寒，疏肝和胃，健脾利湿，滋阴生精，升清降浊，固本止汗，理气活血，具有调经养颜、瘦身健美、宁心安神、改善睡眠等功效。

（八）蜡敷疗法

蜡敷疗法是将已熔化的石蜡倒入方盘，厚度适宜，待其凝结后（45～50℃）取出，直接敷于患部。蜡疗是通过蜡液及温度刺激局部或穴位，达到通经活络、缓解疼痛、祛风除湿的目的。

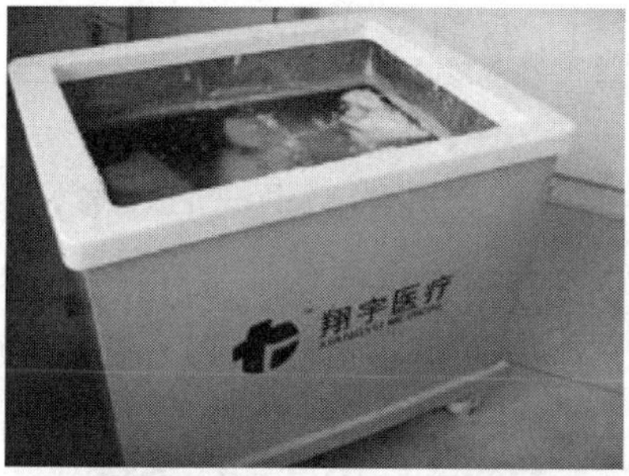

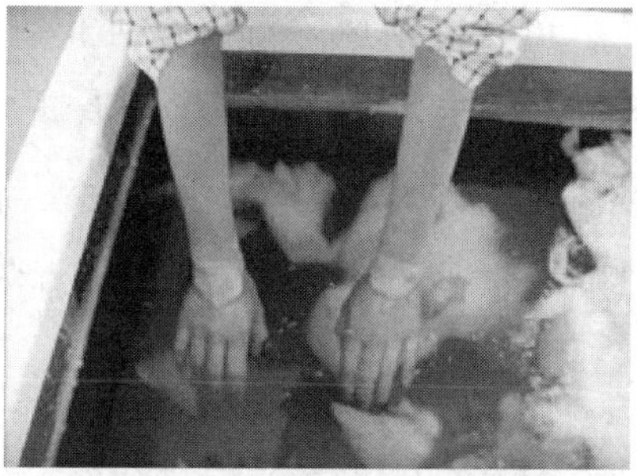
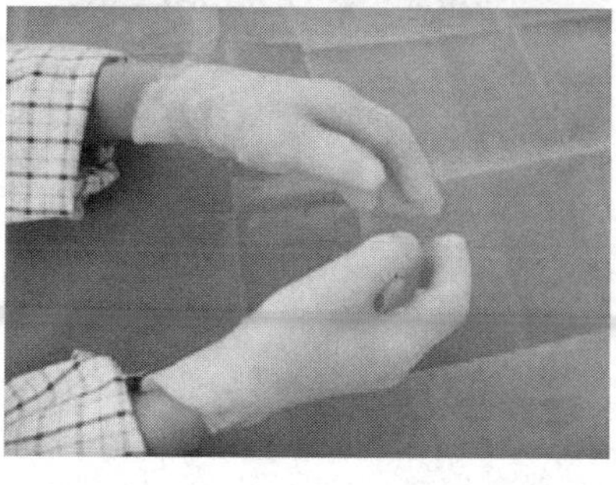
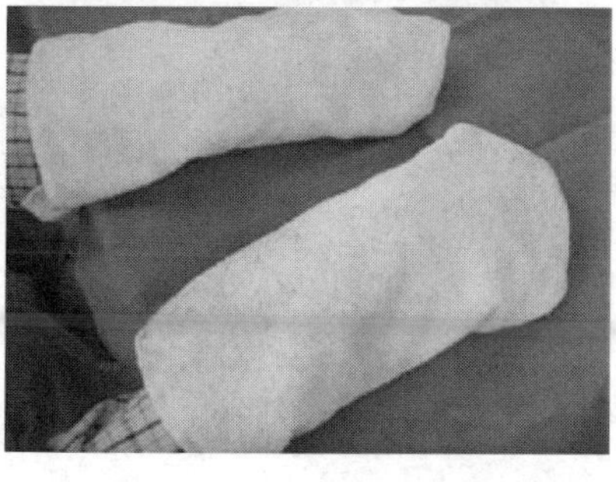

蜡疗对于肌肉、韧带、肌腱的扭挫伤，手术后粘连、瘢痕，烧伤、冻伤后遗症，及神经痛、肌炎、胃肠炎、各种关节炎、颈肩腰腿痛、皮肤粗糙、慢性疲劳均有辅助治疗作用。

（九）中药离子导入

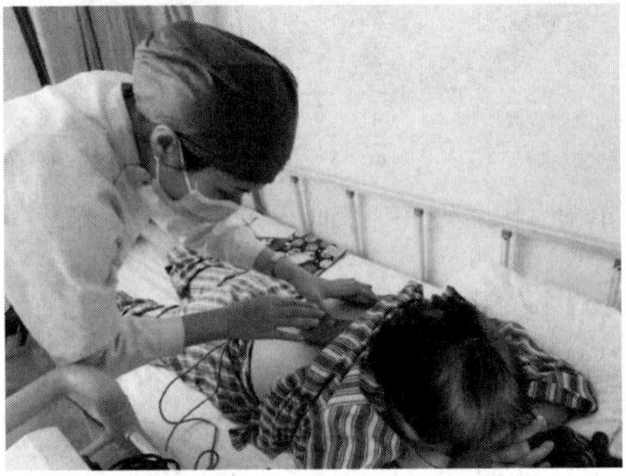

利用直流电使药物离子化，将药物离子通过皮肤黏膜或穴位导入人体，使其作用于病灶，达到活血化瘀、抗炎镇痛等作用。

本法适用于各种急慢性疾病引起的关节疼痛、腰背痛、颈肩痛及盆腔炎所致的腹痛等。

（十）中药外敷疗法

中药外敷疗法是将中药制成水剂、酊剂、油剂、膏剂等剂型，涂抹于相应部位，可达到祛风除湿、消肿止痛作用。膏剂在风湿免疫病中应用较多。常用膏剂有消定膏、二乌膏、二消膏。

类风湿关节炎、痛风性关节炎、骨关节炎引起的颈椎及肘、腕、膝、踝关节疼痛肿胀，跌打损伤初期红肿青紫疼痛者均宜用中药外敷疗法。

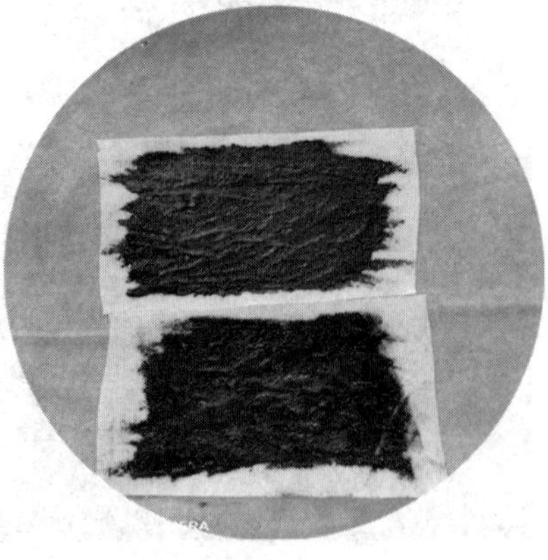

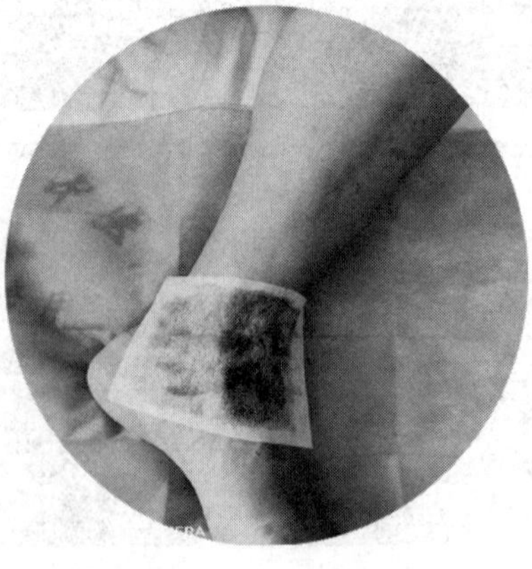

（十一）循经推按疗法

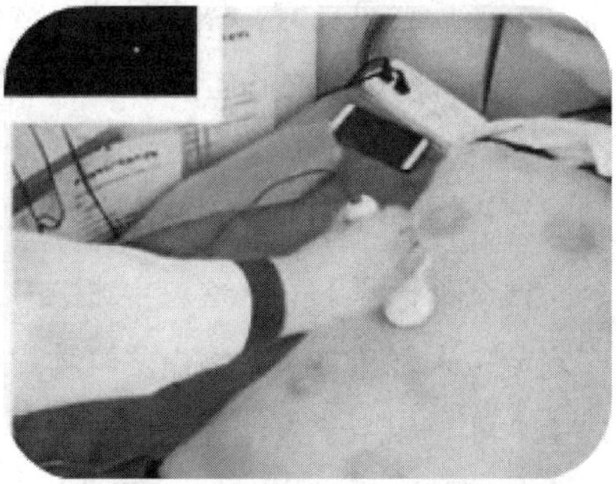

循经推按疗法是将治疗仪的探头沿着经络进行推按，通过刺激穴位，达到疏通经络、活血化瘀、调控免疫、平衡阴阳的作用。

此疗法能有效地消除脂肪肝等患者的脂肪，减轻肥胖患者的异常饥饿感和疲劳感，使得自主运动和控制食量的自控能力明显增强，易达到少食多动的要求。适应于酒精性肝炎、非酒精性脂肪肝、肥胖症等。

（十二）火龙灸

火龙灸全称为火龙督脉铺灸，因其操作起来形似火龙，热力持续深广如龙之有力而得名。我院在传统火龙灸的基础上加以改良，利用酒精燃烧的热力，使中药透过皮肤，刺激体表穴位和部位，通过疏通经络，达到阴阳平衡、扶正祛邪的目的。

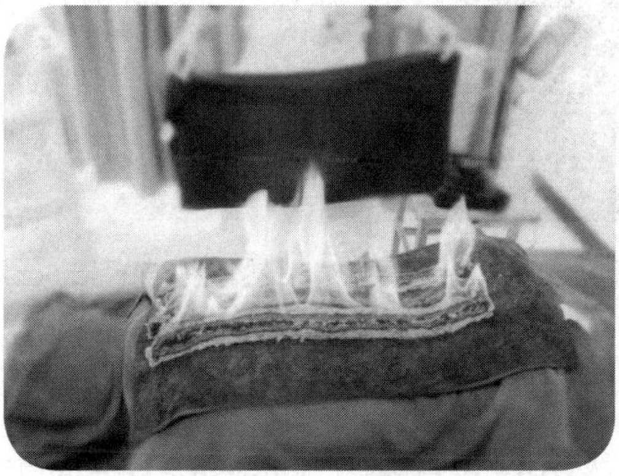

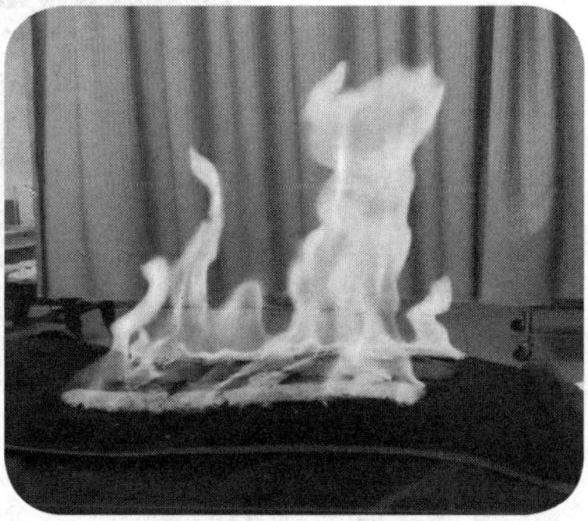

“火龙灸”具有温、通、调、补的作用。

适应证：①各种急慢性疼痛性病证，如强直性脊柱炎、带状疱疹后遗神经痛、腰背肌筋膜炎、寒湿型腰椎间盘突出症、产后风湿病、风湿及类风湿关节炎等。②虚寒性病证，如脾胃虚寒型呕吐、呃逆、泄泻，月经不调，带下病，产后恶风畏寒，体虚易感，慢性咳嗽、哮喘，过敏性鼻炎等。③脾虚湿阻及脾肾阳虚型肥胖症，包括单纯性肥胖及继发性肥胖。

（十三）气交灸

气交灸，源于《内经》“天枢之上，天气主之；天枢之下，地气主之；气交之分，人气从之，万物由之”。《内经》所言天枢，在剑突之下八寸，耻骨之上六寸，相当于人体肚脐的位置，这里就是人气中心。人之生命，脏腑器官四肢百骸，均依赖于气血而生存，气血的来源，无不依赖水谷之气。饮食入胃，经过消化吸收，生成血气，再通过经脉输布到四肢百骸。在这个过程中，无处没有循环，都在进进出出。

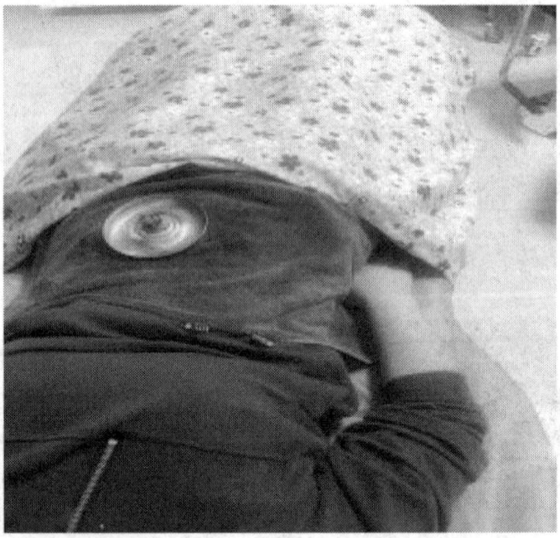

开展气交灸时，先在患者肚脐及周围涂抹一些桐油，然后把直径 5.5cm 容量 50mL 左右的瓷碗倒扣在肚脐上，在碗足凹坑里放上艾炷（直径约 2.5cm 粗塔状）点燃，进行治疗。

适应于脾胃虚弱者，高强度脑力工作者，免疫力低下人群，更年期失眠人群，颈肩腰腿痛人群，宫寒、痛经、产后、备孕等人群，及亚健康人群。

（十四）冬青油腹部按摩

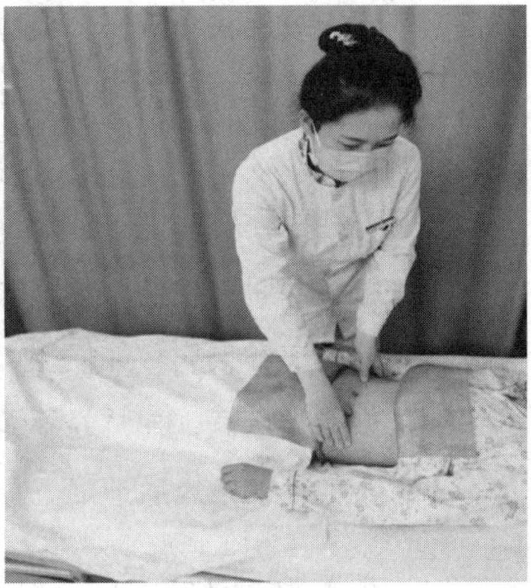

以冬青油为按摩介质，按摩糖尿病性便秘患者的腹部，可改善大小肠蠕动功能，起到促进排便的作用，从而预防和消除便秘。其原理为刺激胃肠神经，通过内源性或处源性渠道反射性引起肠蠕动增加，促进气体排出。

适应于糖尿病性便秘。

（十五）火龙罐疗法

火龙罐疗法施术时，于施术处涂抹精油或中药膏剂，运用火罐正旋、反旋、摇拨、摇震等手法作用于皮肤肌肉组织，以达到气化和序化的作用。本法是集推拿、刮痧、艾灸三法于一体的综合治疗方法，通过热、力、药物强化体内自我调整系统，疏通经络，平衡阴阳，达到防病、祛病、健身作用。

火龙罐功效：

通：通经活络疏通经络，改善器官供血。

调：调节神经机能，平衡脏腑气机，暖宫调经。

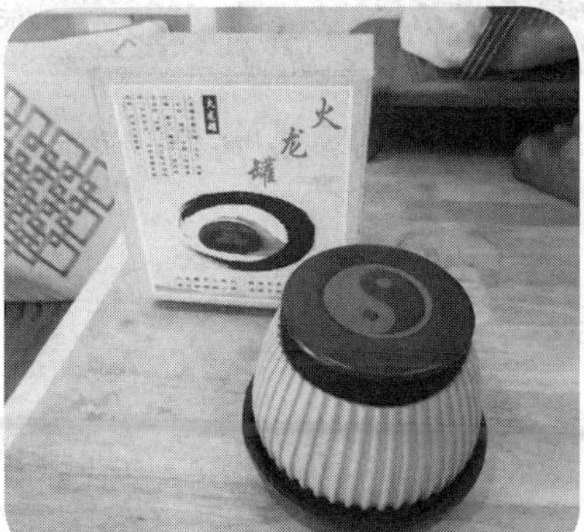

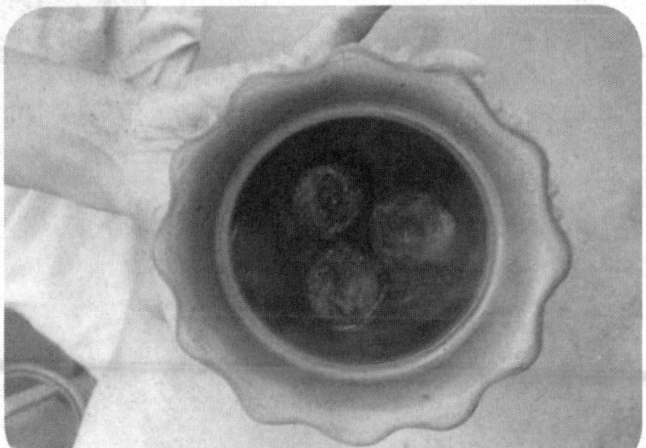

温：以火攻邪祛寒散滞，促进血液循环。

补：扶正祛邪，补益强身，激活免疫系统。

适应证：

（1）脊柱软伤类病证：如颈椎病、腰椎间盘突出症、强直性脊柱炎。

（2）腰背部肌肉损伤，如背痛、腰扭伤、局部肌肉拉伤。

（3）胃肠道类疾病，如便秘、腹胀、消化不良。

（4）妇科类疾病，如月经不调、痛经、子宫肌瘤。

（5）其他，如中风后遗症、糖尿病微循环障碍所致的酸、麻、胀、痛。

（十六）腕踝针

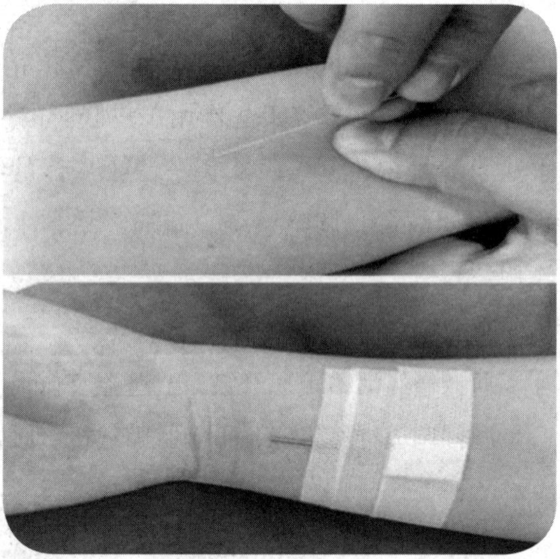

腕踝针是一种新的皮下针刺疗法，它把病证表现的部位归纳在身体两侧的6个纵区内，在两侧的腕部和踝部各定6个进针点，以横膈为界，按区选点，针沿皮下浅刺，从而达到疏通经络、调和脏腑功能、缓解疼痛的作用。

适应证：①各种痛症：如各种急性扭伤、手术后疼痛、换药疼痛、痛经、肾绞痛等。②某些神经精神疾病：如失眠、焦虑、抑郁、高血压等。③其他：如内科、外科、妇科病证。

（十七）中药足浴疗法

中药足浴疗法是使中药成分渗入皮肤，从而达到改善体质、调理身体、治疗疾病的作用。

适用于失眠症、抑郁症、焦虑症、头痛症、关节肿胀、疼痛和活动受限、腰肌劳损、哮喘、过敏性皮炎等病症，有补肾壮阳、去病强身、抗衰防老、延年益寿、减肥健美等功效。

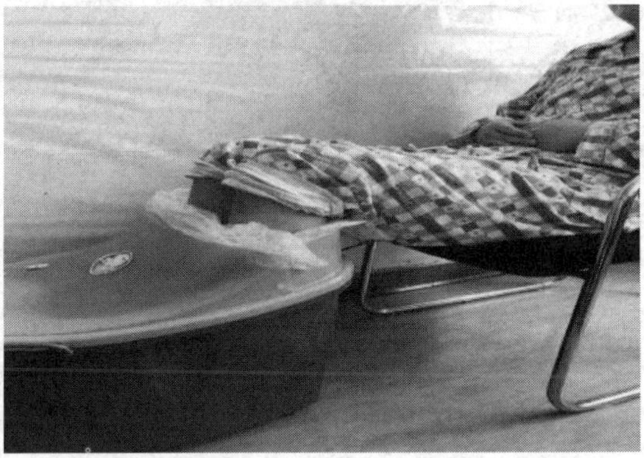

（十八）中药外敷 +TDP 照射疗法

此法是将药物研成粉，加适量赋形剂制成糊状，将药物敷布于患处或穴位，将 TDP 灯置于药物上方 15 ～ 20cm 处照射。具有通经活络、清热解毒、活血化瘀、消肿止痛等作用。

适用于痛经、月经不调、盆腔炎，各种疮疡、跌打损伤、骨关节炎及痹证引起的肿胀疼痛，慢性咳嗽、腹泻等。

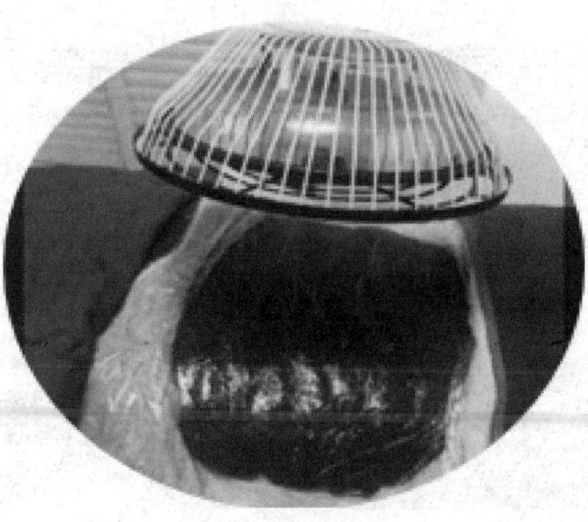

（十九）艾盒温灸术

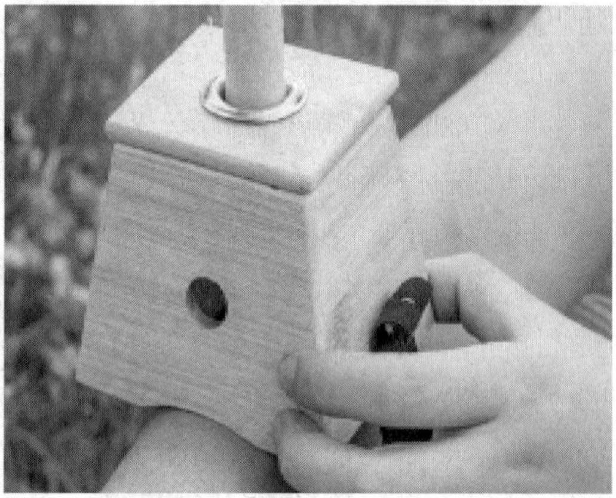

艾盒温灸术是以艾为主要原料，将点燃的艾条放入艾灸盒内，固定在人体特定穴位或患处进行熏灸的一种操作法。

适用于中焦虚寒性呕吐、腹痛、腹泻、遗尿、遗精、阳痿、脏器下垂、风寒湿痹及虚脱、休克等。

（二十）平衡火罐疗法

平衡火罐疗法主要是运用闪罐、揉罐、走罐、抖罐等手法，选择特定的治疗部位，实施熨揉、牵拉、挤压等良性刺激，从而激发经气，消除机体疲劳，调理脏腑功能，疏通经络，以促进机体阴阳平衡。

适应于急慢性疼痛，如腰背疼痛、头痛、痛经，及感冒、咳嗽、消化不良、胃脘痛、眩晕等脏腑功能紊乱的病证。

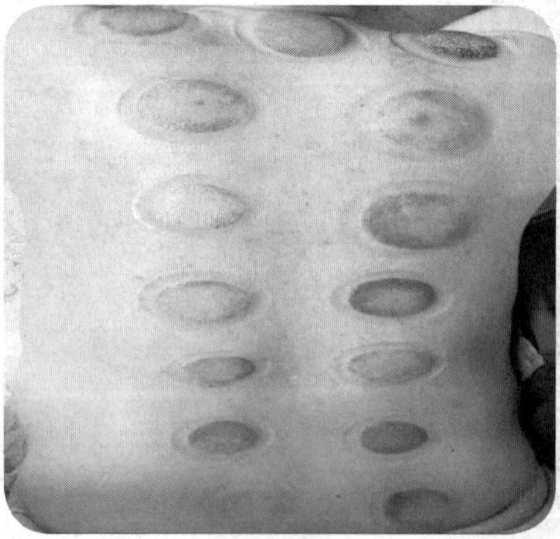

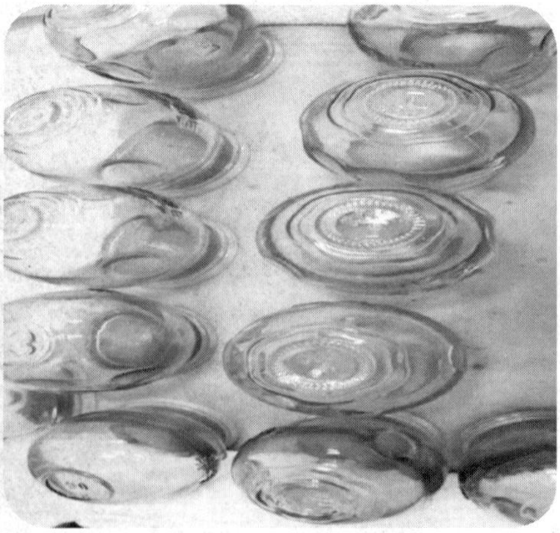

（二十一）揿针疗法

揿针疗法，是将揿针刺入腧穴部位皮内或皮下，固定后留置一定时间，利用其持续刺激作用，来治疗疾病的一种方法。与古代针法“静以久留”意义相似，是古代针刺留针方法的发展。揿针疗法可以刺激相关穴位，激发脏腑经气，具有行气活血、疏通经络、调整脏腑功能。

适应证：①各种疼痛性疾病：如头痛、胃痛、胆绞痛、腹痛、带状疱疹、扭伤等。②各种炎症性疾病：如牙周炎、咽喉炎、扁桃体炎、气管炎、肠炎、急性腹膜炎等。③功能紊乱性疾病：如眩晕、心律不齐、多汗症、神经衰弱、失眠、月经不调等。④过敏与变态反应性疾病：如过敏性鼻炎、哮喘、过敏性结肠炎、荨麻疹等。⑤其他病证：如乏力、便秘、消化不良、高血压、咳嗽、胸闷、气急、呃逆、面瘫、面肌痉挛，催产、催乳，预防感冒、晕车、晕船，预防输血、输液反应，还可用于戒烟、减肥、戒毒等。

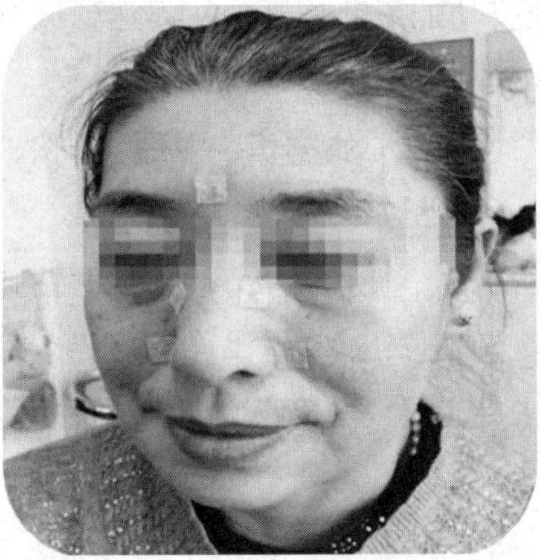

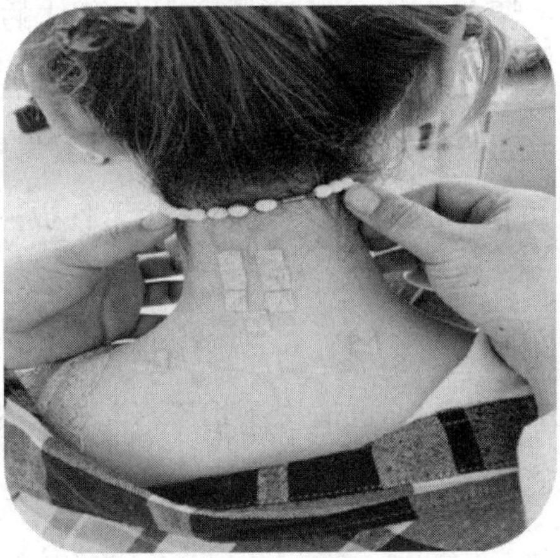

（二十二）中药雾化吸入疗法

中药雾化吸入疗法是现代呼吸系统疾病治疗的重要方法之一。经雾化装置的中药液体变成微小雾粒或雾滴，悬浮于吸入气中，使气道湿化和中药药液经呼吸道吸入，可达到消炎、湿化、祛痰、止喘等目的。

适用于咽炎、支气管炎、肺炎、病毒性感冒、急慢性鼻炎、扁桃体炎、支气管炎、久咳痰多等呼吸系统疾病和胸部手术前后预防呼吸道感染。

（二十三）三伏贴贴敷法

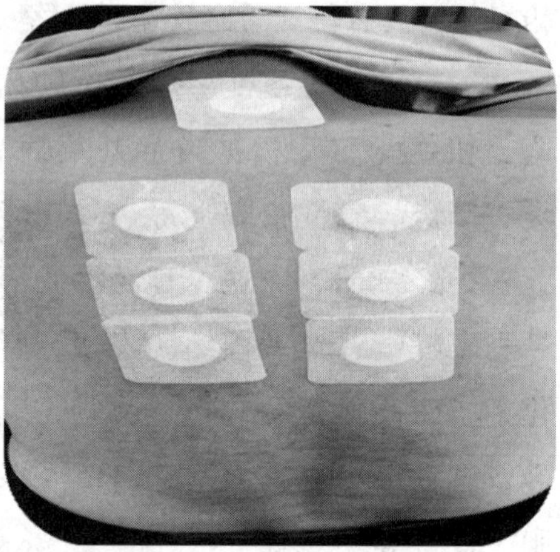

三伏贴贴敷法是中医学的一个特色疗法，它是根据中医“冬病夏治”“春夏养阳，秋冬养阴”的理论，在一年中最热的三伏天，以中药直接贴敷于背部特定穴位，通过中药对穴位化学性、热性刺激，起到治病、防病的作用。

三伏贴贴敷法可疏通经络，调理气血，宽胸降气，健脾和胃，鼓舞阳气，调节人体的肺脾功能，使机体的免疫功能不断增强，从而达到振奋阳气、促进血液循环、祛除寒邪、提高卫外功能的目的。

三伏贴一般在夏季三伏天贴敷为最好，三伏是指初伏、中伏、末伏，是一年中最炎热的时候，于三伏天各敷一次，连贴三年。

适用于哮喘、慢性支气管炎、支气管扩张、慢性咽炎、慢性阻塞性肺疾病、肺气肿、肺心病、过敏性鼻炎等中医辨证属阳虚为主，或寒热错杂以寒为主的患者；也适用于怕冷、怕风、平素易感冒或冬季反复感冒的虚寒体质的患者。

养生保健操

中医养生保健操可疏通经络，调理脏腑，强身健体，深受群众的喜爱。

青海省中医院开展“一科一操一茶”品牌服务，坚持将中医药文化融入日常护理工作中，将传承创新付于行动，受到患者好评。

（一）坐式八段锦

八段锦功法是一套独立而完整的健身功法，特点为：①柔和缓慢，圆活连贯；②松紧结合，动静相兼；③神与形合，气寓其中。

危重患者病情复杂、危重，长期卧床不能进行主动运动，尤其在ICU病房的特殊环境中，这对患者身体和心理都造成了不良影响。结合危重患者需要卧床的实际情况，我们将八段锦从“地上”搬到了“床上”，改编成坐式八段锦。坐式八段锦对体力要求低，适合危重患者康复期的训练。此项功法能调心、调息、调形，调理阴阳，疏通经络，改善气血运行，行气化瘀，同时可疏导患者的不良情绪，具有低强度、长时间有氧运动的特点。中医坐式八段锦在危重患者康复期的应用，可使危重患者在床上进行肢体功能锻炼及心理康复，有助于提高体力，恢复自理能力，防止出现ICU获得性衰弱，使患者放松身心，舒缓压抑、焦虑不良情绪，树立健康向上的乐观心态。

第一段：两手托天理三焦。“两手托天”有利于胸廓的扩张和颈部肌群的活动，可调节心肺血液循环。

第二段：左右开弓似射雕。“左右开弓”运动胸廓、肩胛骨、手臂后方及背部肌群和颈椎，增强呼吸功能和血液循环，缓解颈椎及附近肌肉疲劳。

第三段：调理脾胃须单举。“单举”使内脏器官和躯干肌肉协调牵拉，促进胃肠蠕动，增强脾胃功能。

第四段：五劳七伤往后瞧。“往后瞧”通过头部左右旋转、反复活动，改善心肺功能，增加脑部供血，减轻上肢麻木等症状。

第五段：摇头摆尾去心火。“摇头摆尾”运动颈椎、腰椎，改善人体血液循环，增加组织供血。

第六段：两手攀足固肾腰。“两手攀足”运动腰部，“腰为肾之府”，此动作可起到强腰肌、壮腰补肾作用。

第七段：攒拳怒目增气力。“攒拳怒目”运动上肢和眼部肌肉，加强心血循环，帮助气血运行，改善上肢肌肉无力和麻木症状。

第八段：背后七颠百病消。“百步走不如抖一抖”，“七颠”可使全身肌肉放松，拔伸脊柱，下落振荡，可按摩五脏六腑，消除百病。

建议练习频率每天 1 ～ 2 次，每次 10 ～ 20 分钟。

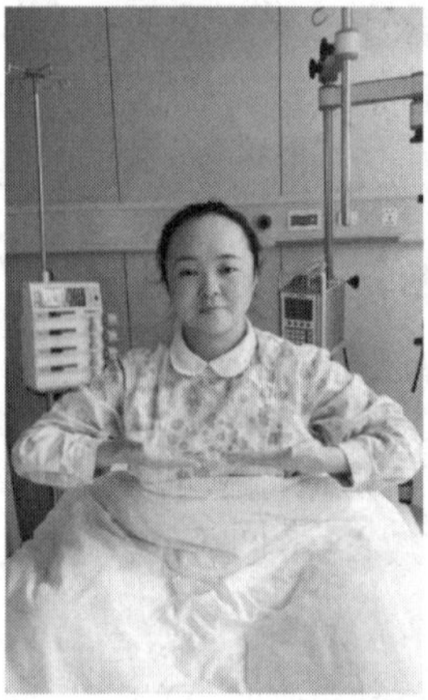
第一段

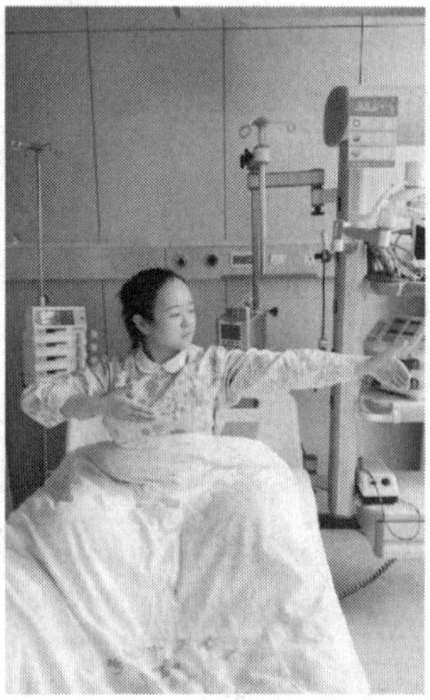
第二段

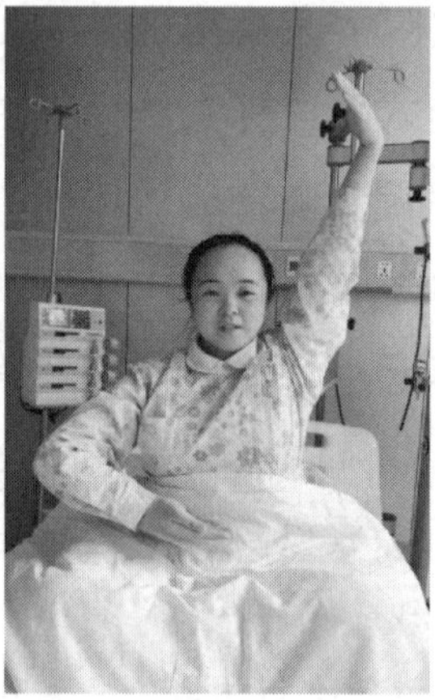
第三段

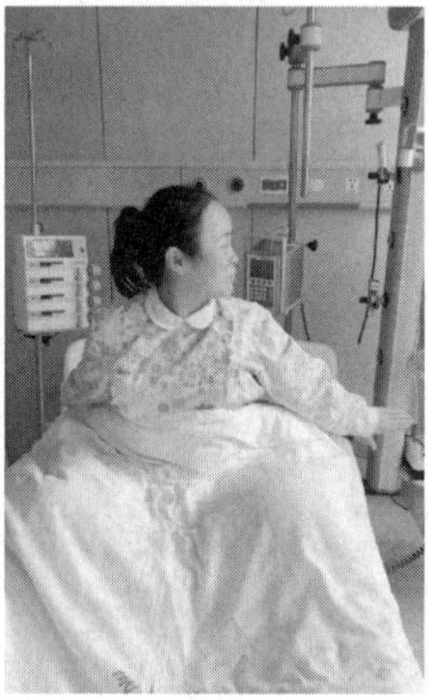
第四段

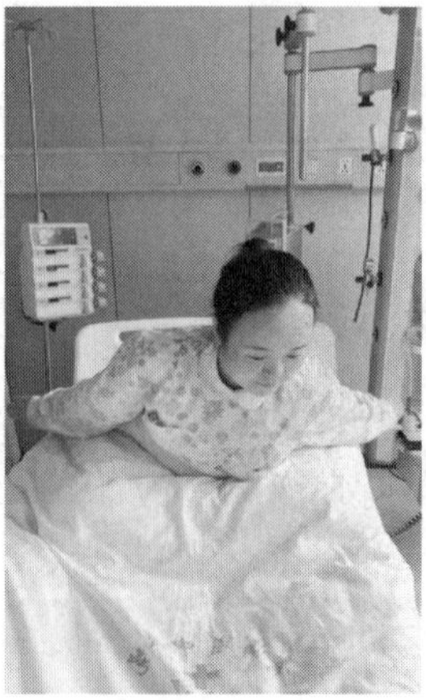
第五段

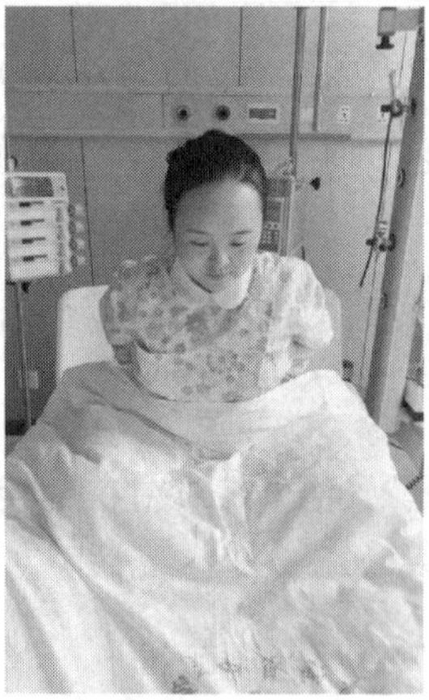
第六段

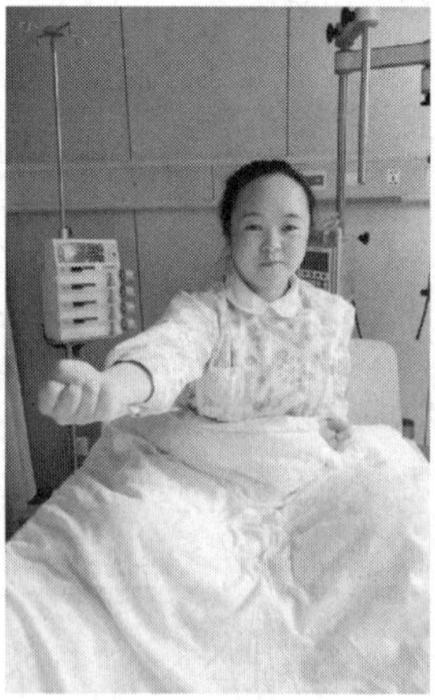
第七段

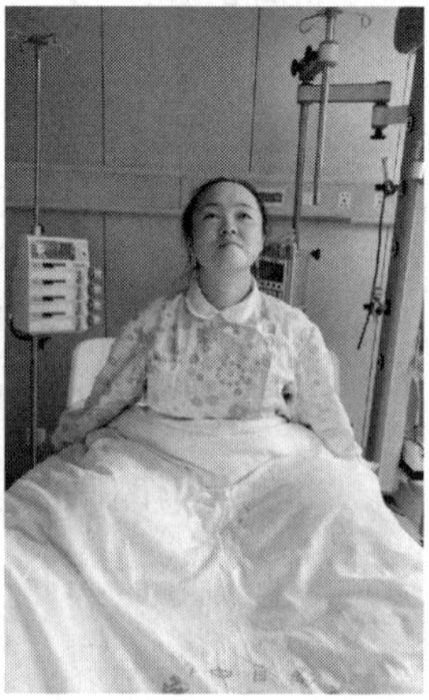
第八段

（二）痛经保健操

第一式：头颈部运动。双脚分开直立，与肩同宽，双手叉腰，保持身体平衡，目视前方，头颈部依次缓慢做前伸、左摆、右摆、后仰活动。

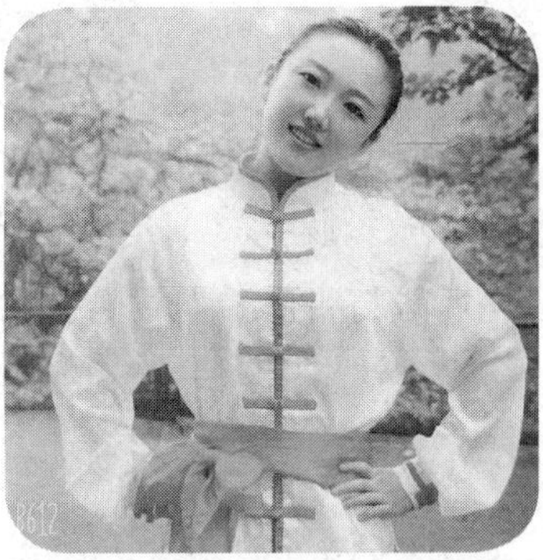

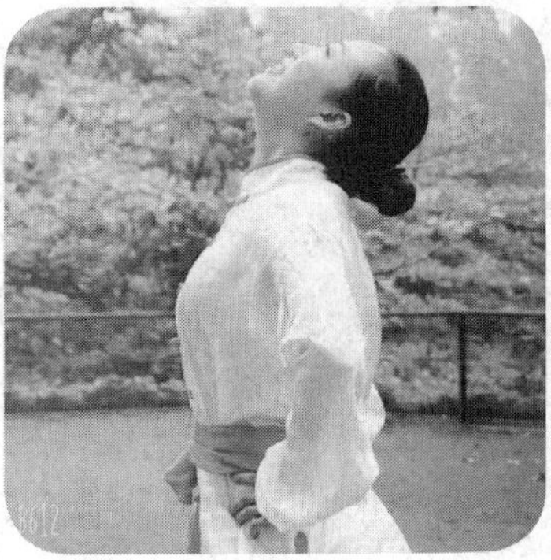

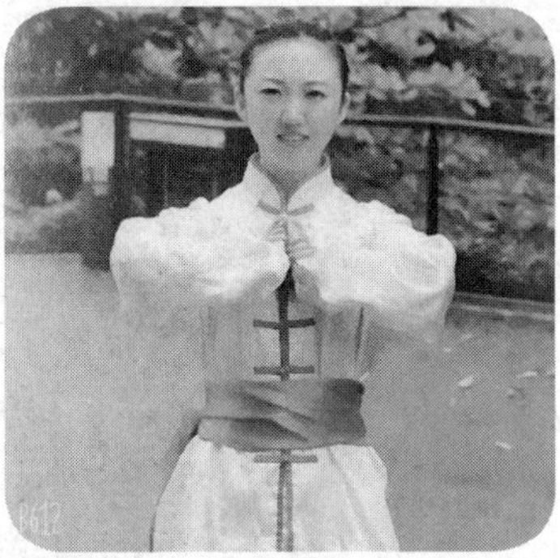

第二式：震膻中穴。自然站立，双脚并拢，十指相扣，手臂慢慢向前伸直平举，保持与肩同高，随下蹲动作，弹打膻中穴。

第三式：敲大椎穴。自然站立，双脚并拢，十指相扣，手臂慢慢向前伸直平举，保持与肩同高，手臂后伸弹打大椎穴，伴随下蹲动作。

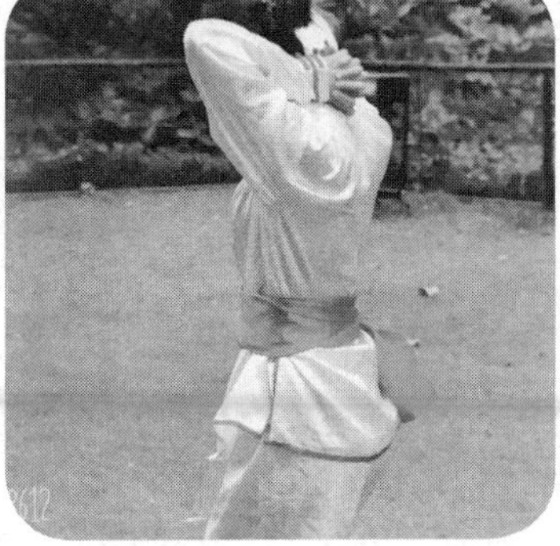

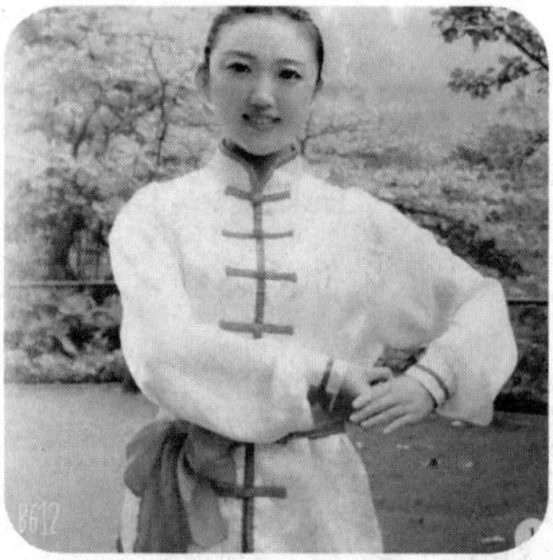

第四式：按压合谷穴。大拇指按压合谷穴，一按一松，交替进行。

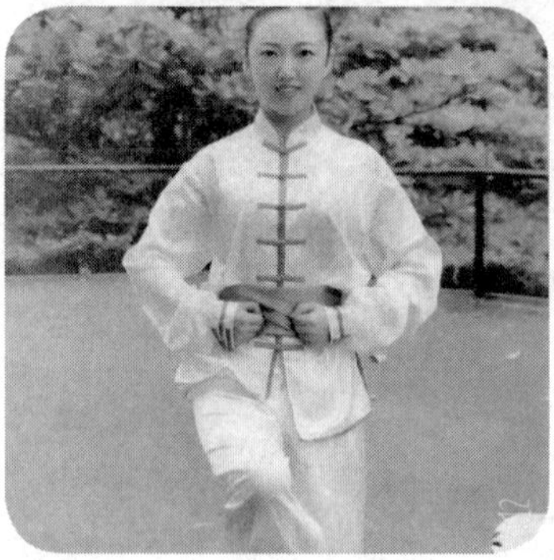

第五式：敲带脉、肾俞。双手握空拳，放于脐周，先后敲打带脉、肾俞，伴原地踏步。

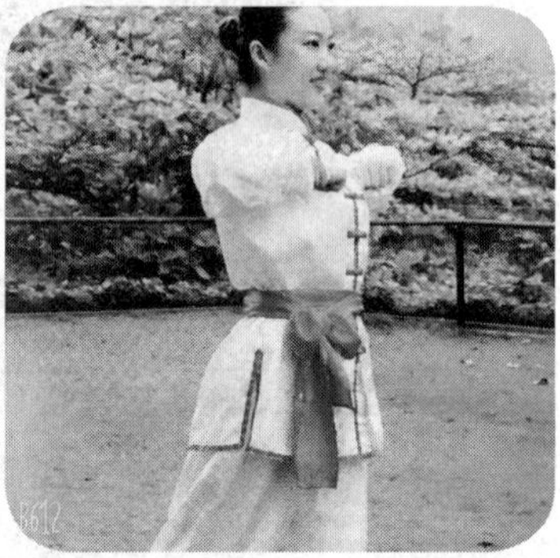

第六式：扩胸运动。双脚并拢，双手自然下垂，目视前方。左脚向左前方迈出，右脚脚尖点地，转体扩胸。左右交替进行。

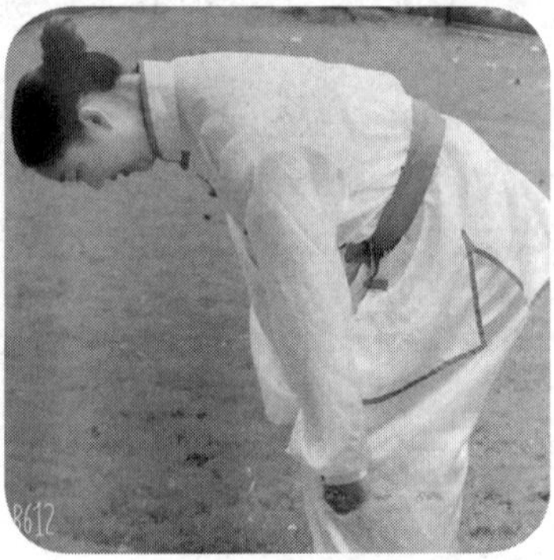

第七式：敲足三里。双腿微屈膝、下蹲，双手握空拳拍打足三里穴。

第八式：舒展运动。目视前方，自然站立；双手握拳交叉于胸前，舒展双臂，与肩平齐，同时膝关节弯曲。此为收功式。

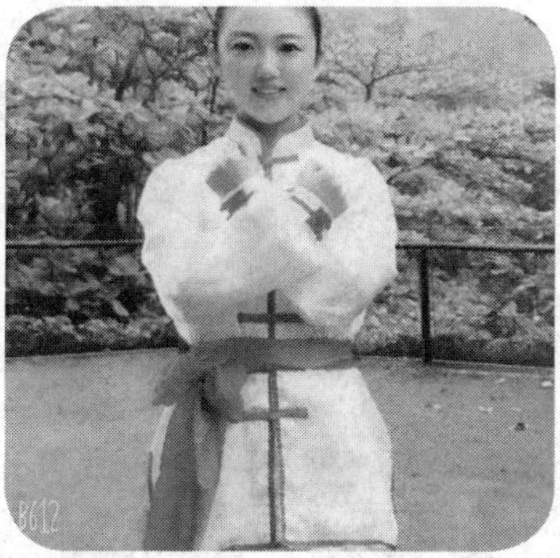

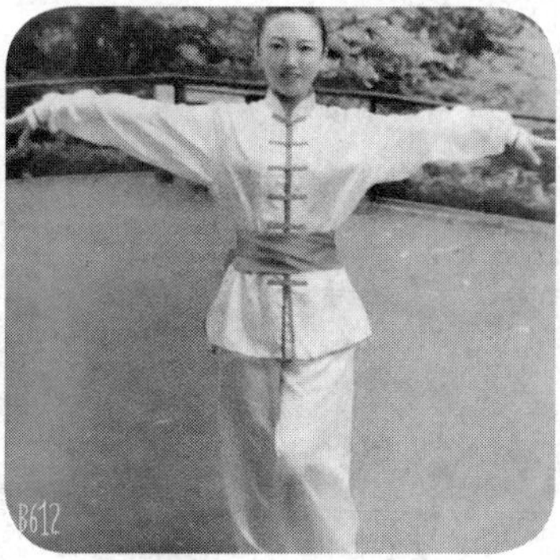

（三）更年期保健操

此套保健操可以有效缓解下肢无力、疲乏、骨关节疼痛等症状，还可以锻炼腰腿肌群，增加肌肉力量，减少摔倒和骨质疏松的风险。

第一组：开合提踵。①双脚分开，双手侧平举，与肩同高。②双手朝上，脚尖抬起。③双手向上合并，随后回位。④开合提踵一组 15 次。

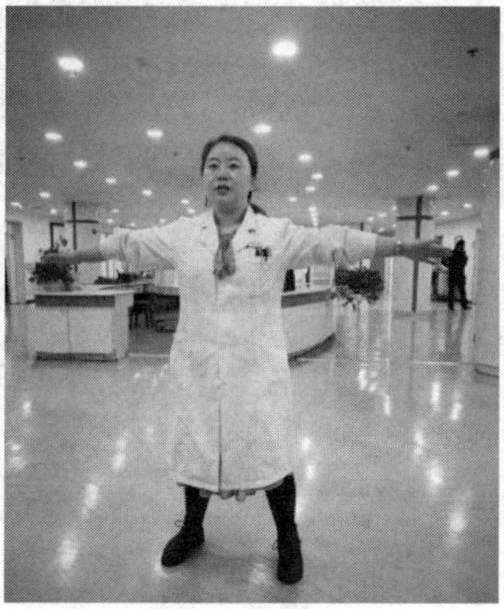
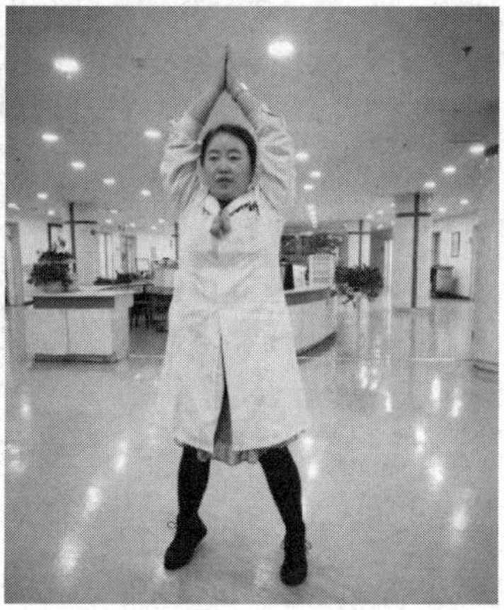

本动作可以有效改善下肢血液循环，防止静脉曲张，缓解肩关节因无菌炎症引起的疼痛和粘连。

第二组：直立侧摆腿。①身体保持直立。②双手叉于腰间。③左腿向左摆动并回。④左右各做 15 次。

本动作主要针对股外侧肌的单侧训练，使髋关节有效运动，提升骨密度，促进血液循环。

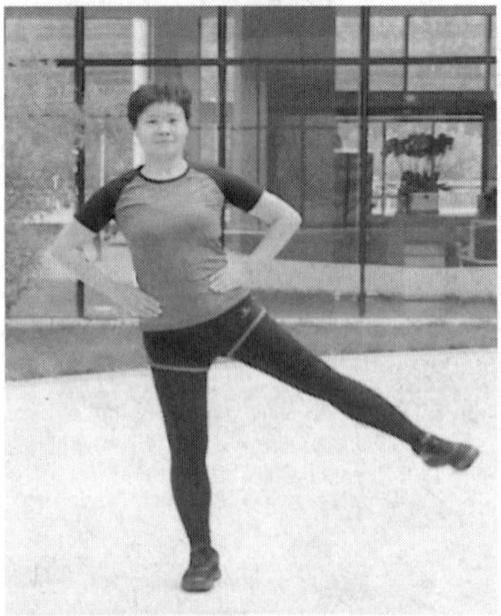
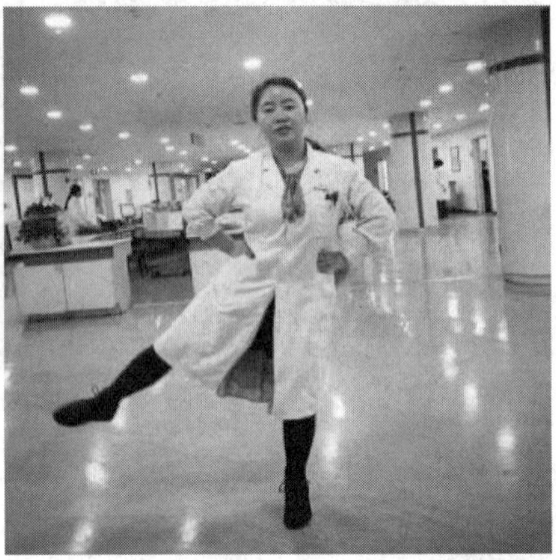

第三组：俯身后摆腿。①手和腿同步向上抬起。②双手与地面平行。③腿向后摆动。④左右腿各做 15 次。

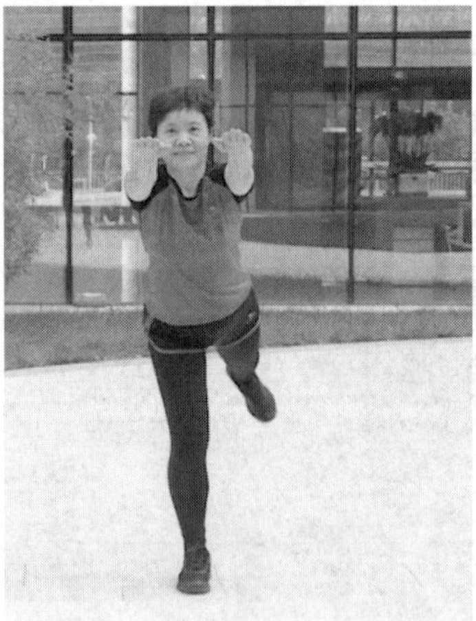
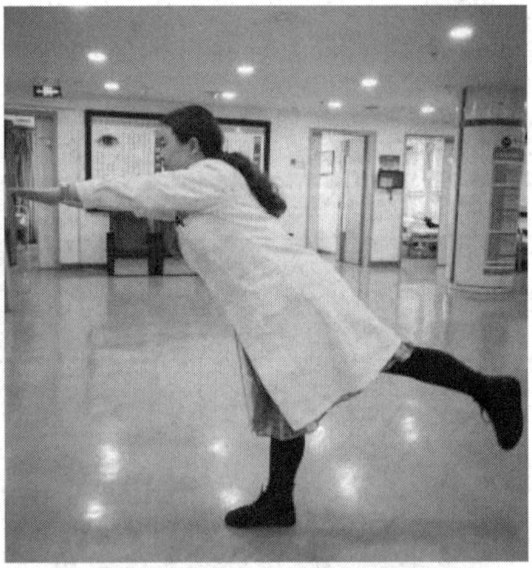

本动作主要针对肩背肌群、腰臀肌群的训练，可以有效改善腰臀比例，预防颈椎和腰椎的退化。

第四组：平举侧弓步。①腿部向同侧迈出一步。②呈弓步，保持臀腿紧张。③屈腿保持一定角度。④手臂上抬与地面平行。⑤左右各做 15 次。

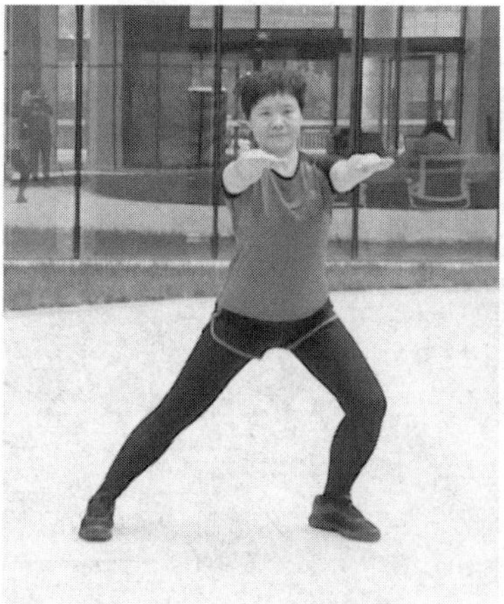
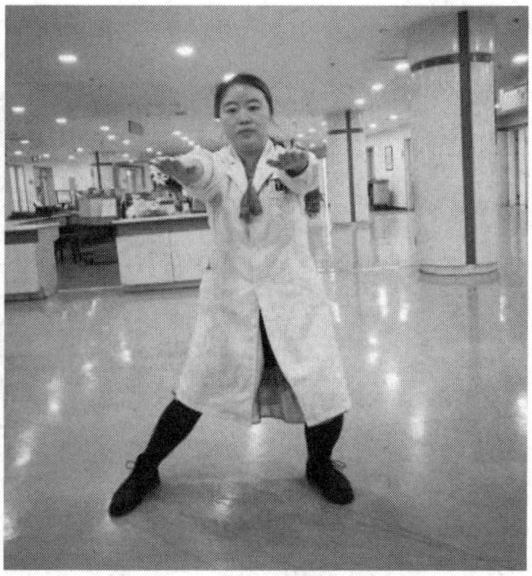

本动作主要针对股四头肌、股二头肌、臀大肌、三角肌前束的训练，可以有效提升身体的横向力量。

第五组：徒手前弓步。①左腿向前迈出一步。②腰腹收紧。③上身保持直立，大腿屈伸。④左右腿各做 15 次。

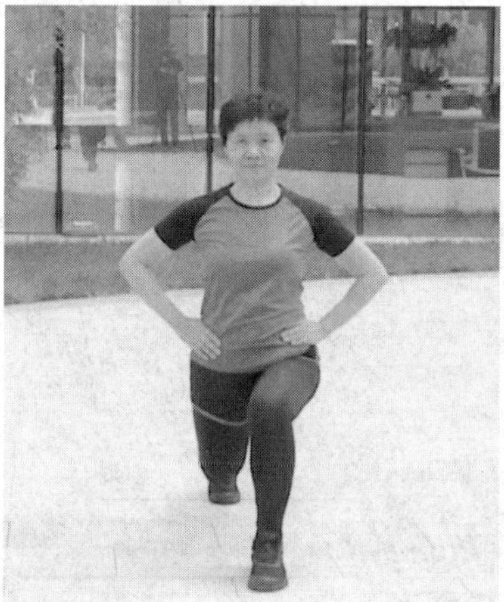
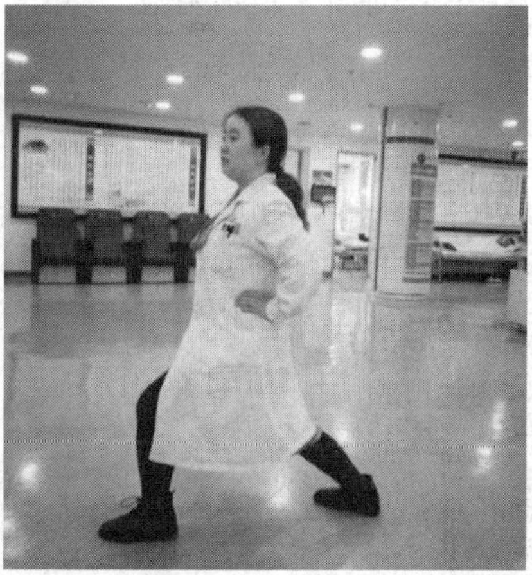

本动作主要针对股四头、股二头、臀大肌的训练，可以有效提升大腿的肌肉强度和身体的左右平衡力。

第六组：摆臂后弓步。①左腿向后迈出一步。②左右臂交替摆动并回并。③左右腿各做 15 次。

本动作主要针对大腿肌群、小腿肌群、和肩部肌群的训练，可以有效提升下肢的肌肉力量和肢体的协调能力。

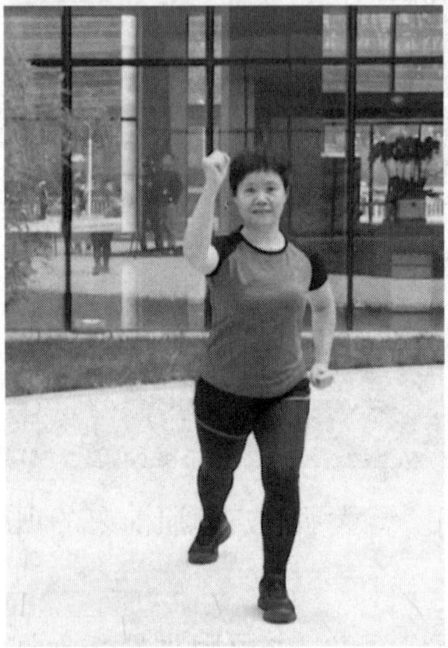

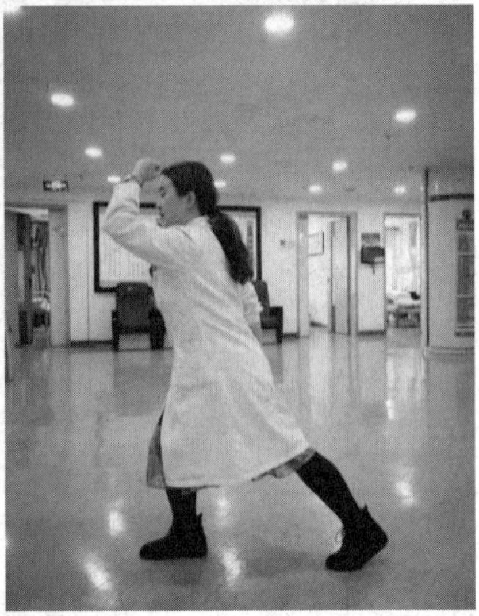

为发挥中医护理专业辐射作用，青海省中医院护理部于 2019 年成功申报“青海省中医护理骨干培训基地”，并于 2020 年和 2021 年先后完成两期培训。向青海各三级及二级医院输送中医护理人才 87 名，以带动全省各家医院中医专科护理的发展。

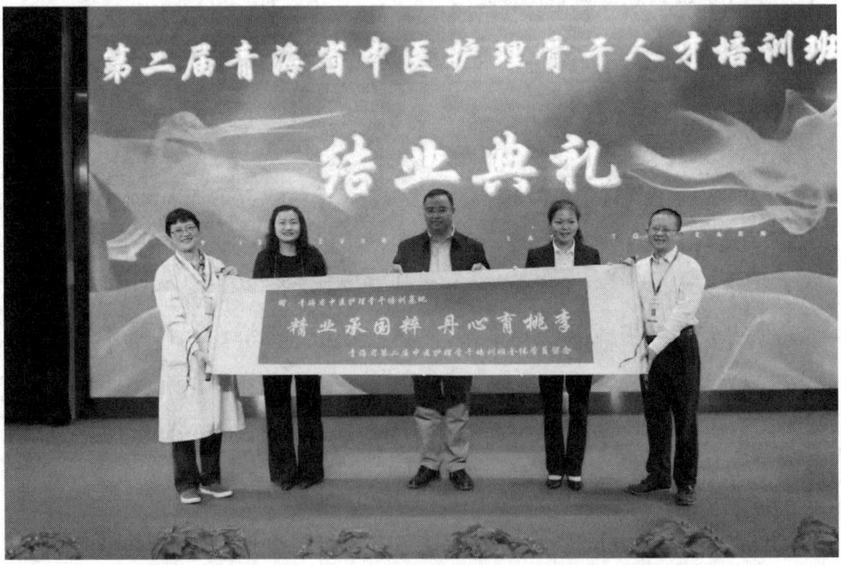

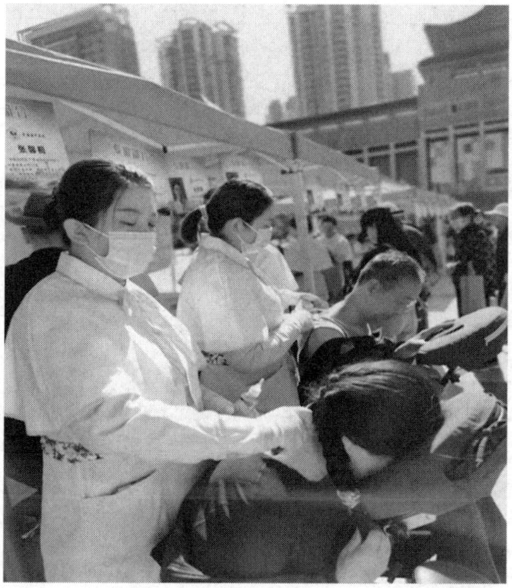

《中国护理事业发展规划纲要（2005 ～ 2010 年）》指出：“以提高中医护理技术，发挥中医护理特色和优势为主线，注重中医药技术在护理工作中的作用。要根据中医护理防重于治，注重养生的思想，发挥中医护理在老年病、慢性病防治和养生康复中的作用，突出中医整体观和辨证施护，加强中西医护理技术的有机结合，促进中医护理的可持续发展。”可见中医护理在当今科技飞速发展的时代，像其他专业一样，既充满了机遇，也充满了挑战。

青海省中医院护理工作将秉承“继承而不泥古，创新而不离宗”的院训，立足高原人民的健康需求，积极实践并推广中医“辨证施护”理念，不断丰富中医护理内涵，为提升广大人民群众健康水平不断努力。

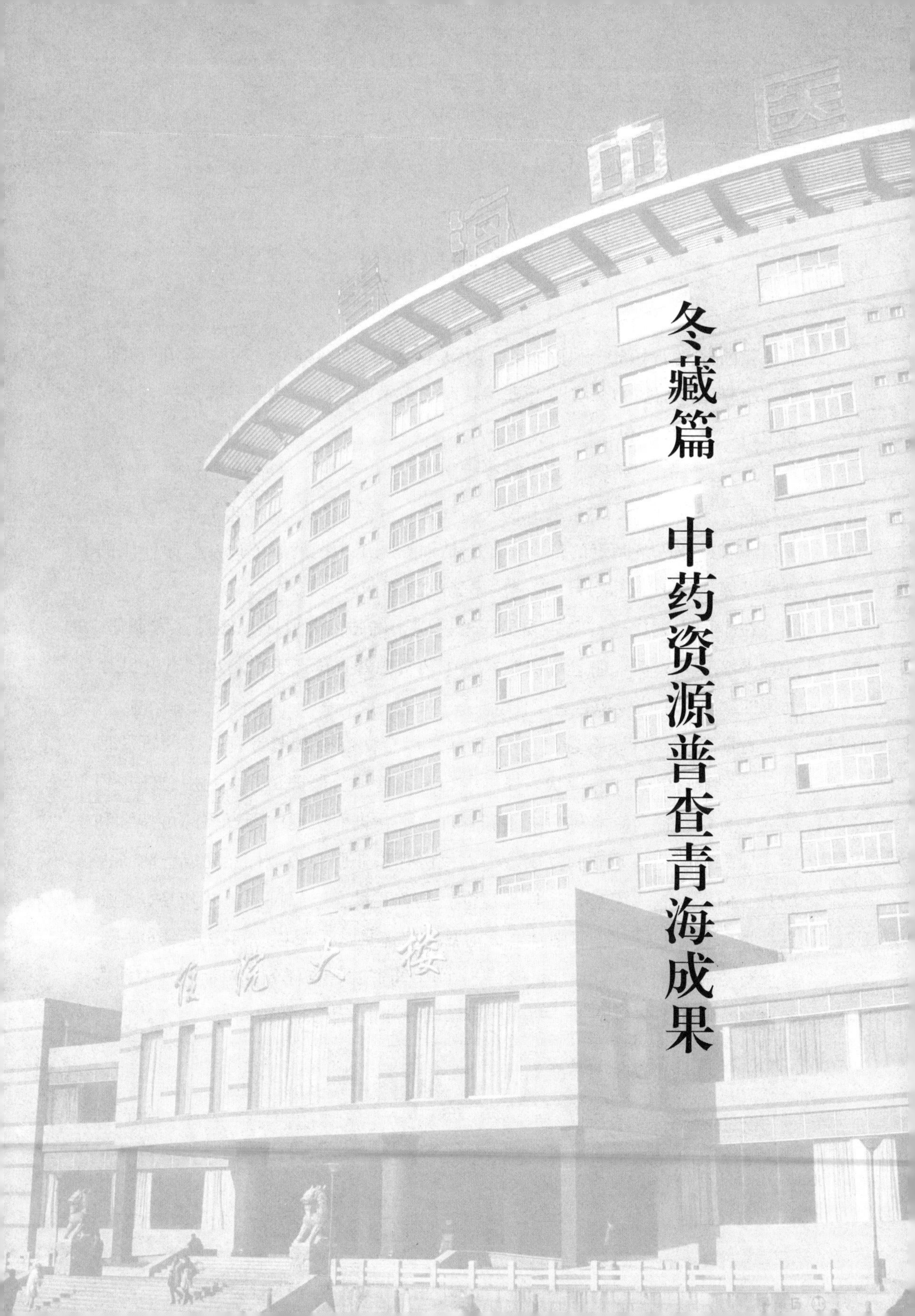

冬藏篇　中药资源普查青海成果

普查背景概述

我国分别于1960～1962年、1969～1973年、1983～1987年组织开展了三次全国范围的中药资源普查，获取的数据为我国中医药资源保护与利用和中药产业发展提供了重要依据。

第三次全国中药资源普查距今已近30年，中药资源种类、分布、产量、质量和应用等情况已经发生了较大的变化，导致中药资源家底不清，资源保护措施和产业政策制定的依据不足，从而影响了中医药服务民众健康作用的正常发挥，因此，开展新一轮全国中药资源普查迫在眉睫。

在全国人大代表、政协委员、两院院士的强烈呼吁下，经过多方调研，2011年，国家中医药管理局组织开展中药资源普查试点工作。2017年正式启动第四次全国中药资源普查工作。

青海省中药资源普查自2012年起，以全面准确获取青海省中药资源信息，掌握我省中药资源现状，提出中药资源管理、保护及开发利用总体规划建议为方针，提高政府科学决策和管理水平，进而实现中药资源的可持续利用，保障中医药事业顺利发展，为人民医疗事业服务为目标，完成青海省湟源县、门源县、泽库县、达日县、都兰县、互助县、乐都县、共和县、湟中县、贵南县、海晏县、河南县、久治县、祁连县、天峻县、同德县、兴海县、茫崖行委等46个县（市、区、行委）的中药资源普查任务，包括野外中药资源调查、栽培中药材调查、中药材市场调查和中药传统知识调查。

普查实施过程

（一）安排和部署中药普查工作

青海省范围内的中药资源普查工作按照国家中药资源普查领导小组的要求，由省中藏医药管理局负责组织实施，青海省中医院作为技术依托单位负责指导调查工作，全省每个县成立调查队，配合省中医院完成调查任务。要求各有关部门高度重视调查工作，明确职责，科学分工，密切配合，通力协作，全面落实各项工作任务，确保各项工作顺利进行。

（二）召开专题研讨会，确保调查方案科学合理

为完善和规范现场调查工作，建立专家委员会，由青海省中医院、青海省藏医院和青海大学医学院的相关专家组成，负责对普查实施涉及学术问题、技术问题的咨询、评审、指导。项目主要承担单位青海省中医院多次召开专题会议研讨现场调查方案、工作指南及工作流程，调查的组织实施、调查表的填写内容，项目负责人对调查工作的各个环节提出明确要求，进行详细安排，确保调查工作有序有效进行。

（三）制定普查方案

依据《全国中药资源普查技术规范》，结合我省实际，制定我省中药资源普查的实施方案。

（四）成立中药资源普查队

成立若干支由省级普查队为主，县级普查队为辅的普查队伍，负责县域内中药资源普查工作。普查队成员综合素质和责任心直接关乎普查工作的成

败，选派经验丰富、业务能力强的专家教授担任普查队负责人，优秀的工作人员为主要骨干，是确保本次普查取得实效的关键因素。

（五）人员培训

普查工作需要按照统一的方式进行，使普查队员理解本次普查的目的和意义，明确普查对象，了解方法流程，熟悉工作平台系统，掌握数据填报和质量控制办法及其要求，因此需要对各州县的普查队员展开培训。采用省级和县级培训相结合的方式，全面提高普查队员的业务素质，规范普查行为。各县级普查队依据培训内容和技术规范，向下属乡村参与普查人员进一步地开展培训活动，逐层传达要求。

（六）协调中药普查相关部门，保障中药普查的顺利实施

青海省中药资源普查领导小组和办公室积极协调科技、农业、林业、公安、草原、旅游等相关厅局，明确各部门应当承担的职责，为中药普查提供便利，保障中药资源普查的顺利进行。

普查风采

普查之路·斗严寒

中药资源普查工作，面临诸多问题之一就是严寒。高原气候多变，加之许多植物又生长在高海拔高山地带，如红景天、雪莲、雪灵芝、杜鹃、龙胆等生长在海拔4500m以上的高山地区，这些高山地区是珍贵药材的主产区。高山植物广泛分布于青海省内的众多高山顶部，生长区域气候寒冷，太阳辐射强烈，植物生存环境极为恶劣。队员们面对的是山势陡峭、高耸入云的山脉，有些路汽车无法到达，队员们只能徒步，跋山涉水已是“家常便饭”。

记得有一次，我们去共和寻找高山植物，山脚下的路已被一些大石头和

溪水挡住，汽车无法前行，我们只能徒步，挽起裤腿，脱掉鞋子，淌着冰冷刺骨的溪水继续前进。可是上一秒还晴空万里，下一秒一片乌云，气温骤降，雨雪交加，寒风呼啸，没有躲避的地方，让人猝不及防，但为了得到珍贵的高山植物标本我们只能冒着严寒继续前进。随着海拔的升高，气温也逐渐降低，队员已经出现了高原反应，头痛和气喘。历尽艰辛后，终于徒步攀登到海拔 4600 米山顶上。这里属于高山流石滩和高寒草甸植被类型，分布的天然牧场，也是珍贵药材的主产区，队员们顾不上劳累，便开始寻找植物的踪迹。不远处看到石缝之间长着几株紫色毛茸茸的水母雪兔子，便连忙跑过去一探究竟，大家分工协作，由于其生长在石头周围，工具不好采挖，为了得到完整的植物标本，队员只能小心翼翼地拿手轻轻拨开周围乱石头将它采挖出来，再用刷子将其植株上面灰尘刷干净，将其放入标本夹中压制，记录经纬度、海拔、采集地点等信息。在不远处流水滩地我们发现了此次普查的重点植物——高山辣根菜，由于其生长在水中，为了采到它，只能徒手采挖，手在水中冻得好像不属于自己，就这样我们一干就是四五个小时，最后我们收获满满，得到了许多珍贵药材。

数不清的中药资源普查工作，任重而道远，需要牦牛精神，砥砺前行，无论高山或是沙漠都留下了数不清的足迹和汗水。我们会脚踏实地传承发展中医药事业，为我省中医药事业做出贡献！

普查之路·只争朝夕

青海省属于高原大陆性气候，具有气温低、昼夜温差大的特点，适合我们普查的季节很短，只有每年的 6 ～ 9 月，这与我国平原地区的普查工作有很大的不同之处。

由于我省的普查地点常常是在偏远地区的深山密林或是高海拔地区，为了尽可能地延长普查时间，队员天微微亮就得出发，跋山涉水，经过一路的颠簸到达目的地，顾不上路途的艰辛，队员们就立即进入工作状态。青海的气候环境恶劣，刚刚还是烈日当头，下一秒钟就大雨倾盆，队员们争分夺秒地工作，全然顾不上自己已被雨打湿。到了中午，大家随便找一处地方，席地而坐，拿出馒头和榨菜，填饱肚子，就是一顿饭，没有过多的午休，抓紧时间工作。每一位队员都明白来一趟不容易，一定要尽力多普查几个品种。

经过一天的高强度工作，晚上回到驻地，队员们还要继续压制标本，整理资料，对照片进行筛选分类，每天工作时间长达十五六个小时，休息时已是大半夜。由于大多数普查地路程遥远，队员们十几天甚至一个多月回不了家是常有的事情。普查工作凝聚了每个队员太多的辛酸、汗水甚至泪水，在完成工作的同时，也磨练了我们的意志和身体。千淘万漉虽辛苦，吹尽狂沙始到金。在此，谨向所有的中药资源普查工作者致敬！

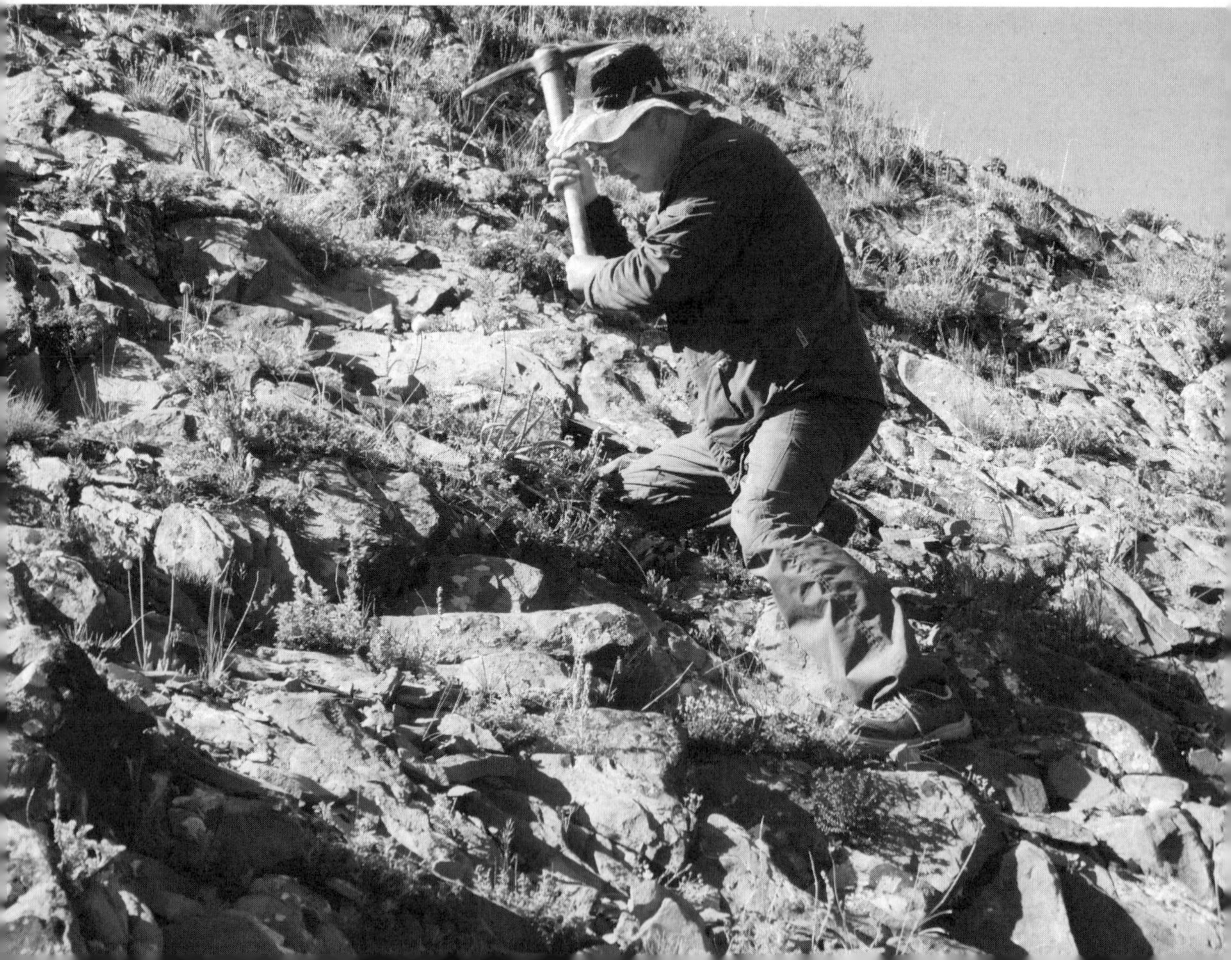

普查之路·抗高原反应

青海省平均海拔 3500m 以上，特别是玉树、果洛和黄南三州的平均海拔都在 4000m 左右。气压低、缺氧、寒冷、大风、雨雪多是这些地区典型的气候特点。

自 2013 年开展中药资源普查以来，“高原反应”就一直是普查道路上常伴队员左右的问题，以至于长期生活在青海的队员往返高海拔地区工作时都无法避免。

就在中药资源普查队来到青海省达日县普查的第一天，由于我在采挖标本过程中，用力过大和动作过快，突然间眼前一片漆黑，呼吸变得困难，脑袋觉得肿胀变大，头痛剧烈，嘴唇发紫，脸色变青，抬腿重似千斤，我慢慢地蹲到地上，达日县普查队队员从我们采集的药袋子里找出一块红景天药材，让我咀嚼，就这样休息了十几分钟，我才稍好一些！这一下我突然明白这就是高原反应，在高海拔地区干活，要慢一点，稳一点。

繁重的普查任务和有限的工作时间使普查队员承受着从未有过的压力。普查队员每次都要背负十几斤重的装备徒步行走在高原，忍受高原反应带来的种种不适，开展普查工作。普查队员坚守着“踏遍青山人未老、不忘初心护岐黄”的责任担当，圆满完成中药资源普查的各项任务。

普查之路·战酷暑

沙漠上“大漠孤烟直，长河落日圆”的壮美景象，我一直想去亲身经历一番，而第一次的沙漠行走，却是中药资源普查工作成全了我，那是酷夏的一天，一眼望去满眼的黄沙漫漫，正直烈日当头，在戈壁沙漠工作还未进行一半，强烈的紫外线肆无忌惮铺洒而来，我带着装备行走在沙漠中，简直生无可恋，以为已经走了很远，放眼望去，仿佛还在原地，想停下歇歇，抬头却看见大部队在我眼里已经变得渺小无比，瞬间心就提到了嗓子眼，害怕再一眨眼，一望无际的沙漠中就只剩下自己，于是深吸一口气，想以最快的速度赶上大部队，却忘了自己身在沙漠中，跑是肯定跑不起来的，只能一步一个脚印地稳速前行，于是铆足了劲，喊道："李…老…师…等…等…我……"李老师听到我喊话，回答道："你…慢…慢…走，我们…等着…你。"看到李老师他们不再前进，我长舒一口气，心又回到了肚子里。

好不容易赶上大部队，想着可以歇歇了，不曾想，沙尘暴像一堵接近苍穹的黄灰巨墙，从戈壁的地平线处疾速扑来，狂风夹裹砂石沙尘，势如破竹，惊涛骇浪般席卷而过。极目望去，眼前是一片苍茫浑厚的黄色，长风绞沙，卷舞直去。在沙漠的上空，平铺天际的云层缓缓移动，在起伏的沙漠上投下巨大的影子——此处的天和地，仿佛在亘古的静默中面面相觑，却如两个平行的时空，永无交界。

在风沙到来时，若不及时收整，设备和资料瞬间就会被卷上天空，无影无踪，一天的心血就会白费。我们赶紧收拾好装备，迅速离开普查现场。我们一边被风吹着跑，一边回味风沙里彼此搀扶相互帮助的样子。

普查工作如探险一般，处处有危险，也时不时带给我们惊喜，虽然我们冒着被黄沙吞没的风险，但我们也收集到了无比珍贵的药用植物资料。当我们亲眼看到"沙漠之花"肉苁蓉时，那屹立在风沙中的姿态和向上的生命力，带给我无比的震撼，不禁惊叹于大自然的神奇和伟大。

我相信，多年之后，当我们再谈及曾经的普查工作时，我们每一个人一定会眼睛放光自豪地说："当时的我就是中药资源普查队的一员！"

普查之路·过草地

这里有湛蓝的天空，皑皑的雪山，碧绿的草原，奔腾的江河，璀璨的湖泊，这就是素有"中华水塔"称号的三江源地区。本区域内群山环绕、星罗棋布的高原水系网也造就了青藏高原独特的生态系统，同时也孕育了丰富的药用动植物资源。

普查队员为了了解本地区中藏药资源分布情况，往往在高山草原和草甸湿地中穿插作业。高原天气多变，往往会给普查队员带来不小的麻烦，东边小雨西边晴，这样的天气在普查队员的眼里已习以为常。然而最可怕的要数雨后的草地了，车辆根本无法在泥泞的小道上行驶；草地里布满未知的泥潭，其更像是一片沼泽，时刻考验着每个队员，稍不小心，一脚踩入水潭之中，水便立即漫进鞋子内。但队员们凭着坚定的意志，向着目的地艰难前行。每当路途中、样方内发现野生药用植物新品种时，所有队员都会为之欢声雀跃，草原上顿时飘扬着伙计们的欢声笑语。

三江源普查之行，那里既有曲麻莱日落下草原的色彩斑斓，也有麦秀林场的奇峰彩云。普查队员对走过的每一块样方、路边采集的植物都牢记于心。

普查之路·蚊虫叮咬

夏季除了炎热的天气让人烦躁之外，最让人难以忍受的想必就是蚊子了。我省海西地区面积32万平方公里，占全省总面积的45%，这里芦苇成片、沼泽密布，有着漂亮的可鲁克湖、托素湖、翡翠湖等，虽然这里有着极美的风景，但这里也是蚊虫孳生的温床。

2019年初到德令哈可鲁克湖普查，那遮天蔽日的蚊虫与我们来一场躲不开的“约会”，清凉油、花露水、驱蚊贴都不是它们的对手，尽管我们面对炎热的气温，都会全副武装，戴防蚊帽，穿上长衣长裤，把自己包裹得十分严实，但即使是这样，一旦静止或停下，仍会被蚊群包围，稍一不慎，蚊子便会乘隙而入。

夏季是我们普查的黄金时间，不容我们有丝毫的放松，徒步走在戈壁之中，成群的蚊子围绕着普查队员，两耳被蚊子发出的嗡嗡声搅得没有一刻安静，令人恐怖。几秒钟的工夫，衣服上就会落满密密麻麻的一层蚊子。队员的手背、胳膊、腿上，耳朵、脸上，被无数蚊子叮咬成肿包，奇痒难耐。

想拍几张照片也不容易，摘下防蚊帽，可是蚊子多到你随手拍一下，就能拍死几十只，眼睛都不敢张开。

普查成果

（一）普查任务完成情况

我省自2012年起分三批开展中药普查工作9年来，普查队员克服高原缺氧、寒冷、强紫外线等恶劣自然条件，爬雪山，过草地，冒严寒，战酷暑，忍蚊虫叮咬，深入我省草原、高山、戈壁、荒漠、沼泽、森林，开展中药资源调查工作。行程达76万公里，遍及403个乡镇，4716村，圆满完成中药资源普查任务。

1. 野生中药资源调查

通过野外调查，获取县域内野生药用植物的种类和分布等数据信息，共完成样地1658个，样方套8290个，样方49740个，共调查重点品种156种，一般品种1585种；拍摄野生药用植物的照片、影像（录音），获取影音资料，共拍摄照片约27万张，录像约250小时；采集野生药用植物标本1.2万余份，实物上交蜡叶标本4000份，药材标本188个品种，1318份，种质资源327个品种，2100份。

2. 中药资源传统知识调查

开展中药资源相关传统知识调查，发现、收集、整理、确认一批正在传承应用中的、有重要价值的用药知识和经验，建立保护名录，为进一步保护和推广应用奠定基础。我们通过对基层、民间的走访调查，共收集到230份传统知识，调查内容包括该传统知识的持有人、药用部位、栽培采收、性味、功效、主治病种、配伍、禁忌、加工方法、用法、疗效、来源和应用历史、重要价值等内容。

3. 栽培药用植物调查

通过调查得到栽培药用植物资源的种类、每种的亩产量和栽培面积等

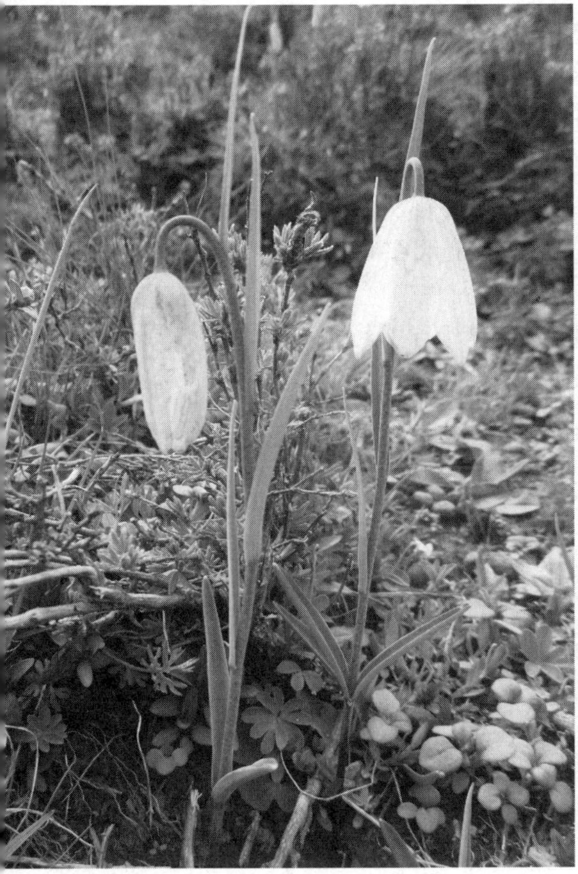

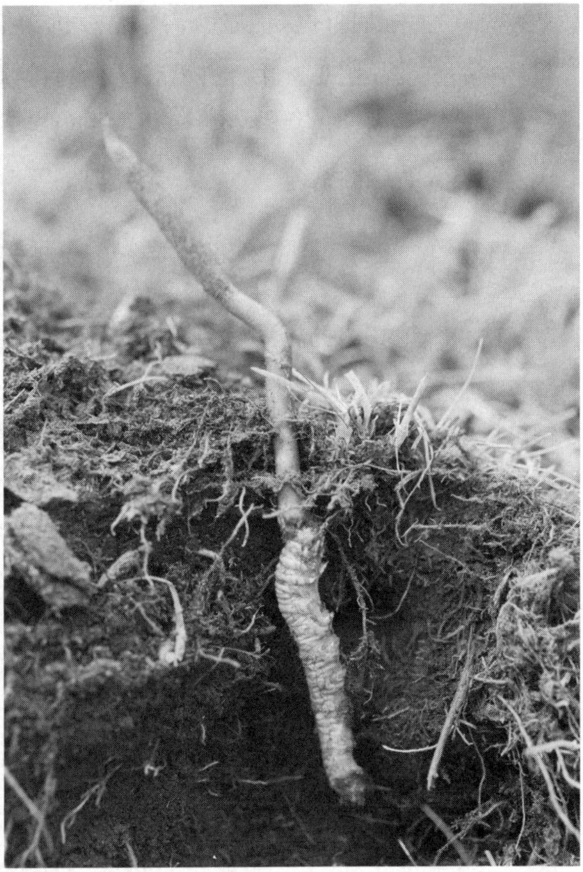

具体信息，并估算出县域内每种栽培药材的总产量。调查工作包括走访调查和现地调查两部分。本次普查共调查栽培品种 37 种，主要有土木香、宁夏枸杞、蒙古黄芪、铁棒锤、蕨麻等。我们就品种选育、病虫害与防治、产地加工等相关情况进行记录，旨在为今后区域栽培药材生产布局的制定、中药材栽培产业发展方向的掌控、优质药材栽培技术体系的建立等提供基础数据，最终为药用植物资源区域性开发和合理保护、利用提供科学依据。

4. 中药材市场调查

通过对中药材市场深入调查，首先获得市场流通过程中的中药材（包括饮片）品种的供应量、需求量、价格信息；其次获得中药材（饮片）的代用品、伪品信息；第三，获得中药材（饮片）的来源、产地、产量、商品规格、销售去向、进出口、生产单位等信息。共调查 29 家中药材市场，主要有唐古特大黄、肉苁蓉、锁阳、宁夏枸杞等 56 个品种。

（二）建成青海省中药资源信息监测技术服务中心

依托中药资源普查成果，目前我省已建成青海省中药原料质量监测技术服务中心（简称省级中心）、现代中药资源动态监测信息和技术服务中心——西宁站和门源站。省级中心的建立，是国家基本药物所需中药材调查和监测的重要组成部分，省级中心是连接监测站与国家中心平台的枢纽，它对我省所建的监测站实行技术指导和管理，可及时跟踪我省主要药材在本省和全国的市场动态和价格走势，并将信息及时提供给中药材合作社及广大药农，使药农在家门口就能了解全国各类中药材的供需状况，与全国各大中药材市场及药企对接，解决药农卖药难的问题，为当地的药农、药商、药企提供中药材信息、种植技术、检验检测、贸易服务和咨询。目前省级中心及各监测站负责大黄、枸杞、秦艽、黄芪、党参、川赤芍、当归、暗紫贝母、宽叶羌活、冬虫夏草 10 个中药材品种信息的收集、上报工作。截至 2020 年 12 月 15 日，省级中心审核上报集散地交易信息累计 526 条、价格调查信息 2330 条、市场信息 2080 条、产地信息 1352 条，共计 6288 条。培训人员 4087 人次，提供技术服务 596 次。

（三）建立青海省药用植物重点物种保存圃

中药资源是中医药事业和中药产业赖以生存和发展的重要物质基础，是国家重要的战略性资源。近年来，在党和国家的高度重视和大力扶持下，中医药事业取得了显著成绩，中医药产业快速发展，中医药越来越受到人民群众的欢迎，走向世界的步伐也越来越快。青海省药用植物重点物种保存圃位于大通县长宁镇，建设面积 50 亩。现保存我省珍稀濒危、道地药用植物 112

种，主要有贝母、秦艽、唐古特大黄、掌叶大黄、甘松、穿山龙、杜鹃、高乌头、羌活、枸杞、山莨菪、天仙子、狼毒、牛蒡、桃儿七等。每种药用植物设立介绍牌，内容包含植物的中文名称、学名、俗名、药材名、科中文名、科拉丁名、主要形态特征、药用价值、药用部位、使用方法、地理分布等。

保存圃是第四次全国中药资源普查中中药资源保护的一项成果。依照就近保护的原则，采用引种、野生抚育等方法，重点针对我省珍稀濒危、道地药用植物进行种植保护，实现我省中药资源的可持续发展。保存圃的建设不但实现了对我省中药资源的防御性保护，而且在宣传、推广我省第四次中药资源普查工作成果、培养中药资源相关人才队伍、服务于科学研究和大众科普等方面也将起到积极作用。青海省药用植物重点物种保存圃现已成为“青海省中医院中医药文化宣传教育基地”“青海省中医药文化科普教育基地”。平均年接待人员 500 人次，供广大中医药爱好者和专业人士参观学习。

（四）建成中药标本馆

中药标本馆建于 2012 年，由六个展区组成。第一展区为青海省中药资源普查工作简介，主要介绍普查的背景、意义、过程和取得的成果。第二展区为青海道地药材展区，以图文并茂的形式介绍我省主要道地中药品种的来源、生境和主治功效。第三展区为腊叶标本展区，现今馆内收藏系列腊叶标本 2500 余份，1000 余种。该展区以植物的生长环境为线索展示我省主要的药用植物，又分为栽培植物展区，24 种；高山草甸植物展区，60 种；灌丛植物展区，56 种；草原植物展区，64 种；针阔叶林植物展区，52 种；荒漠植物展区，76 种；沼泽植物展区，28 种。第四展区为浸制标本展区，浸制标本 150 余种，采用化学药液浸制的方式，保存植物的根、茎、叶、花、种子和果实，以便直观了解植物的器官和形态。第五展区为药材展区，采用药材直接陈列的方式，展示常用中药材的鉴别特征。第六展区为院内制剂展区，主要展示了中医院生产的合剂、膏剂、丸剂、胶囊剂和洗剂等主要剂型产品。

中药标本馆是我院开展中药品种鉴定、中药资源开发与利用、借鉴学习、对外交流的重要平台，是进行药用植物分类、资源研究的宝贵资料。

（五）科技成果

1. 青海省科学技术协会国家科学技术思想库决策咨询调研课题“青海省道地中药材资源可持续利用的调查研究”，2017 年获青海省科学技术成果，达到国内领先水平。

2. 国家中医药管理局中医药科学技术研究专项课题“青海省中医药传统知识调查研究”，2017 年获青海省科学技术成果，达到国内领先水平。

3. “青海省中药材地标品及习用品调查”，2019 年获青海省科学技术成果，达到国内先进水平。

4. “宽叶羌活生产加工关键技术研究”，2019 年获青海省科学技术成果，达到国内先进水平。

5. “青海省矿物药资源调查研究”2021 年获青海省科学技术成果，达到国内先进水平。

6. “青海省中藏药资源监测分析与应用”2021 年获青海省科学技术成果，达到国内先进水平。

（六）出版书籍

出版著作 5 部，参编著作 5 部。

1. 主编《青海省中藏药种植技术手册》，2016 年由青海民族出版社出版。

2. 主编《青海省中药资源动态监测信息和技术服务手册》，2016 年由青海人民出版社出版。

3. 主编《青海省中医药传统知识荟萃》，2016 年 1 月由青海人民出版社出版。

4. 主编《羌活的生产加工适宜技术》，2018 年 3 月由中国医药科技出版社出版。

5. 主编《青海省共和县药用植物图谱》，2018 年 3 月由青海人民出版社出版。

6. 参编《中国中药材种子原色图谱》，承担胡芦巴的编写任务。

7. 参编《中国中药资源发展规划》。

8. 参编《青海班玛县药用植物图谱》。

9. 参编《柴达木枸杞》。

10. 参编《青海省藏药材标准》。

（七）发表论文

发表“红景天苷对高原红细胞增多症大鼠红细胞膜结构和功能的影响”“青海省中药材地标品及习用品调查”“青海沙棘资源调查与产业发展建议”“湟中县中药产业发展的现状和建议”等 21 篇文章。

（八）科技奖励

1.“青海省道地药材资源可持续利用的调查研究”“青海省野生藏药材资源现状调查”分别于 2016 年、2017 年获青海省科学技术协会国家科学技术思想库决策咨询科研课题优秀奖。这两项成果被列入“青海省科技工作者建言”，上报省政府、省人大、省政协及相关部门，为政府决策提供参考，为青海省政府中药材保护和发展建言。

2.“高原红细胞增多症红系过度增殖分化和中医药防治”，获得 2018 年度青海省科学技术进步三等奖。

（九）培养人才

通过中药资源普查工作，青海省中医院培养了一支业务精良、精诚团结、专业化的中药资源人才队伍，参与此次普查的骨干力量有望成为中药资源普查全面铺开工作的后备军。其中1人被聘为中国药学会第一届中药资源专业委员会委员；1人被聘为中国中药协会中药资源多样性与生态经济专业委员会委员；1人被省政府授予“青海省优秀专业技术人才”称号，并入选“青海省高端创新人才千人计划”。

（十）精准扶贫

1. 中药材种植扶贫

青海省中医院依托中药资源普查办公室，对民和县大庄乡韩家岭村和八旦村开展“科技扶贫”的帮扶工作，普查队在经过前期多次考察对口帮扶村土地、环境气候后，发现该地区土层结构主要以黄绵土为主，气候干旱少雨，加之降雨季节较为集中，雨热同期，适合引入耐干旱、以根茎入药的道地药材品种。普查队发现蒙古黄芪具有喜阳光，耐干旱，怕涝，喜凉爽气候，耐寒性强，可耐受 -30℃以下低温，怕炎热，适应性强等特点，而且从经济收益来讲，黄芪每亩总投入2200元左右，产出在每亩5000元左右，是种植蔬菜收益的3～4倍之多。于是，决定为当地引入中草药种植项目，医院为两个村提供50亩中草药试验田和优质蒙古黄芪种苗，通过种植蒙古黄芪来进行技术帮扶，并通过西宁监测站联系药材收购商，拓展后期销路。此举极大地改善了当地群众的贫困状况，以两个县为试点辐射周边乡镇，为他们早日脱贫提供有力的支持和帮助，获得了当地政府、驻村干部和老百姓的高度好评。

2. 技术帮扶

应青海省委组织部的邀请，我省普查办贾守宁、赵国福与援青干部北京宣武中医医院刘永主任医师一同赴青海省互助县台子乡哇麻村开展野生中药材资源扶贫调研工作。调查组与驻村扶贫干部、村委会班子进行座谈，了解了当地的生态环境和扶贫项目开展情况。大家认为，哇麻村可充分利用距离西宁市、互助县较近的有利条件和优美的自然生态环境发展乡村旅游业，并利用当地丰富的药食两用资源发展药膳业，推动旅游业的发展。随后调查组深入哇麻村田间地头、河涧山谷，实地调查可被利用的中草药资源。建议当地可利用野生的苣荬菜、蒲公英、蕨菜、车前草、荠菜、葛缕子等资源，制作药膳，并作为旅游餐饮的亮点，向周边市县宣传，达到吸引游客、增加农民收入的目的。

（十一）药用植物展

2020年8月“江源仙苑　雪域奇珍”——第四次全国中药资源普查（青海）成果展暨青海国家公园示范省药用植物展举办，展览以实物、图片的形式，向观众介绍我省珍稀道地药用植物。此展增加了观众对药用植物的认知度，激发了对大自然的热爱和探索之情。

（十二）中药文化进校园

孩子是祖国的未来，普及中医药知识要从娃娃做起。中药资源普查走进西宁黄河路小学、西宁阳光小学，手把手教学生中药的种植方法、制作腊叶标本，并介绍临床应用情况，让中医药这一中华民族的瑰宝在学生思想中生根发芽，使中医药后继有人的愿望得以实现。

（十三）社会关注

青海省中药资源普查工作开展以来，得到社会各界的关注与支持。中央电视台、青海省电视台、中国中医药报、西海都市报相继报道了我省中医药资源普查成果，特别是2019年10月23日，《中国中药资源大典·青海卷》编撰启动会受到了舆论的广泛关注，新华网、青海日报、西宁晚报、西海都市报、健康报等媒体均进行了报道。

取得经验

1. 本次普查除了做好样地调查外，应重视野外非样地区域的中药资源调查。

2. 重视照片质量，通过摄影技术培训，提高普查队员的摄影技能，拍摄出高质量的植物群落、生境、个体、器官照片。

3. 注重种子鉴别，采用显微鉴别和成像技术，对种子鉴别具有重要意义。

4. 及时将普查成果整理出版，采用边普查、边总结的方式撰写论文，出版著作，对展示普查成果和学术传承具有重要意义。

5. 领导重视。领导出席省级及县级启动会，并对工作做出部署安排，极大地鼓舞了普查队员的士气，调动了队员从事普查的积极性，保证了普查的顺利实施。

6. 重视骨干稳定的效用。作为技术牵头单位，省中医院和省藏医院从普查试点以来普查骨干始终没有做大的调整，使之保持相对稳定，做到标准的前后统一，对保证普查工作的连续性起到了相当重要的作用。

7. 多方发力。普查工作充分调动当地中藏医药医疗机构、科研单位、地方政府、农业、林业等相关行业的力量积极参与，从而保证中藏药资源普查工作的顺利进行。

8. 充分发挥省级专家指导作用。调查前需要根据文献资料记载和走访调查，尽可能多地收集县域现有中藏药资源信息，编制中藏药资源名录，明确调查对象，为县级普查队员的野外调查、技术培训、普查资源名录编制、资源种类分布变化信息等提供技术指导。

大事记

2012 年 2 月，国家中药资源普查办公室下达了青海省中药资源普查（试点）工作任务，青海省中藏医药管理局负责，普查工作由青海省中医院和青海省藏医院两家单位承担。

2013 年 4 月 2 日，青海省中药资源普查（试点）启动会召开。

2013 年 5 月 27 日，青海省中药资源普查（试点）野外普查工作在乐都县启动。本年度开展普查 17 个县、1 个行委，分别为互助、乐都、湟源、门源、湟中、都兰、达日、泽库、共和、贵南、海晏、河南、久治、天峻、兴海、同德、祁连、芒崖。

2014 年 5 月 29 日，青海省中藏医药管理局组织召开中药资源普查 18 个（试点）县（行委）的工作总结大会。

2014 年 8 月 28 日，国家中医药管理局中药资源普查（试点）工作组领导对我省普查工作进行督导检查。

2015 年，青海省中药原料质量监测技术服务中心、现代中药资源动态监测信息和技术服务中心——西宁站和门源站建成，形成本省中药资源动态监测信息和技术服务体系长效机制，实时掌握我省 10 种（冬虫夏草、枸杞、大黄、当归、川赤芍、川贝母、羌活、秦艽、党参、黄芪）大宗、道地中药材的产量、流通量、价格和质量的变化趋势，促进中药产业的健康发展。

2016 年 3 月，青海省药用植物重点物种保存圃在大通县长宁镇按照国家的要求建立。此圃可展示中药资源普查成果，传播中医药文化知识，对我省道地、珍稀药用植物进行防御性保护，引种、栽培道地、珍稀、濒危药用植物 112 种。

2017 年 3 月启动 6 个县普查工作，分别为民和、平安、尖扎、乌兰、大通、刚察。

2017 年 12 月 28 日，全国（试点）县普查验收工作会议在北京召开，我省 18 个（试点）县（行委）全部通过验收，门源监测站、西宁监测站也通过验收。

2018 年启动 22 个县（市、区）普查工作。组建省级普查队 6 个，分别为青海省中医院、青海省藏医院、青海大学医学院、青海大学藏医学院、青海民族大学和重庆药物种植研究所。普查县（市、区）分别为化隆县、格尔木市、德令哈市、玛沁县、治多县、同仁县、杂多县、班玛县、曲麻莱县、称多县、甘德县、贵德县、玛多县、囊谦县、循化县、玉树市、大柴旦行委、冷湖行委、西宁市城北区、西宁市城中区、西宁市城东区、西宁市城西区。

2018 年 12 月省级中心通过国家验收。

2019 年 2 月青海省矿物药普查工作启动，由青海省中医院承担普查任务。

2019 年 3 月 29 日，召开第四次全国中药资源普查“青海省普查项目推进暨技术培训会”。

2019 年 11 月 30 日，国家中药资源普查工作专家组一行 4 人对我省 22 个县（市、区）普查工作进行督导检查。

2019 年 10 月 23 日，《中国中药资源大典 · 青海卷》编写启动会议召开。青海卷是记录和传承中药资源普查成果的重要载体，是发展弘扬中医药事业的重要工程。

2020 年 1 月 14 日，在北京召开全国 2017 年普查县验收工作会议，我省 6 个普查县全部通过验收，药用植物重点物种保存圃建设通过验收。

2020 年“青海省中藏药资源保护与利用研究”创新创业团队申报成功。

2020 年 8 月在西宁市人民公园临宗书院举行“江源仙苑　雪域奇珍”——第四次全国中药资源普查（青海）成果展暨青海国家公园示范省药用植物展。

2021 年 1 月开展道地药材生态种植及质量保证项目——道地药材生态种植示范基地和中药质量追溯体系建设。

2021 年全省中药资源普查工作结束。